U0047564

快樂瘦 -5kg

李明川獨創**川式減肥法**，每天吃飽飽，運動做少少，**2個月瘦5kg**，跟著做就對了。

李明川 Lee Ming Chuan ／著

Lee Ming Chuan's
Weight Loss Book

CONTENTS

CHAPTER
01

向 5 公斤
下戰帖

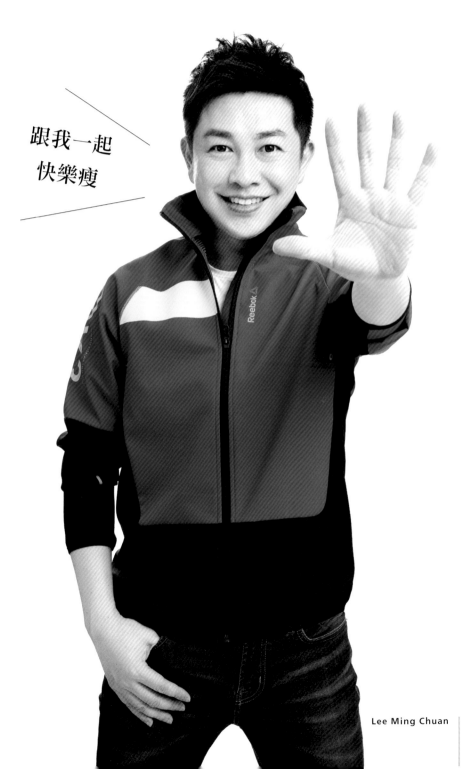

跟我一起
快樂瘦

你也是過著
這樣的生活嗎？

現代人每天的生活大件事不外乎吃跟睡，但吃不好及睡不好可是大家的大通病，每天新聞都在報導國人腰圍漸寬的問題，膽固醇攝取過量的問題，甚至藥妝店中賣得最好的居然是助眠健康食品，藥商更是不停研發出能提高睡眠品質的營養輔助食品，像是芝麻素或香蕉錠等等，這些都反應出了現代人的生活型態出了大問題，生活中最簡單的吃跟睡居然如此不順！？而日本也開始流行一個新名詞叫**「生活型態病」**，因為現代病大多都是因為生活習慣不良而引起！當然「生活型態病」也包括 3C 用品過度使用。

說到吃、不忌口是瘦身大天敵，從不忌口那一刻起，就等於是放棄了自己，但生活壓力那麼大，而且各種美食處處隨手可得，就連便利商店的東西都那麼好吃，所以就會讓飲食習慣在無形中、或是在身邊朋友的潛移默化下悄悄被改變。我先從自己的生活習慣說起好了，舉個例，我以前完全不吃辣，因為我總覺得吃辣容易長痘痘，那是小時候的觀念，但看著我身邊的助理每餐都吃辣，我怎麼也就開始吃了！？而且有些食物就是要沾點調味料才對味呀！但這些提味的調味料不只辣，都還高糖高鹽，所以別輕忽一包小小的辣椒，這些**調味料**就是變胖的兇手。

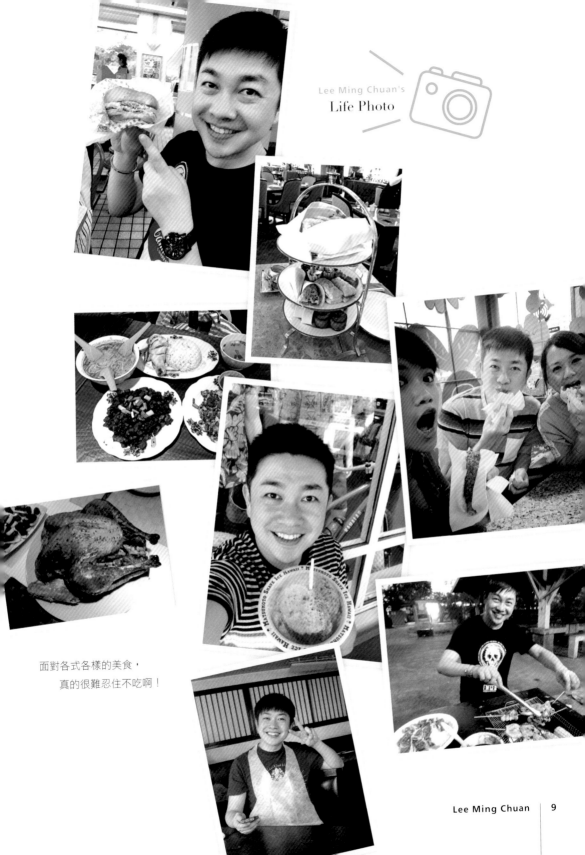

面對各式各樣的美食，
　真的很難忍住不吃啊！

再來就是甜點，話說每個女孩的胃都有特殊裝置，也就是，大家都有另一個用來裝甜點的胃，當下午的工作空檔、跟同事們聚在一起喝咖啡聊是非時，一定會來些甜點蛋糕，而且天殺的甜點療癒效果還真好，導致於大家需要排解工作不順、家事傷神、失戀這些壞心情時，最傾心的朋友就是——**甜點**！

接著說到**鹹酥雞**，它可堪稱台灣國寶。因為我常要飛出去外地工作，回台灣難免就想吃點「家鄉味」，往往第一個映入眼簾的就是剛起油鍋、熱呼呼的鹹酥雞，國外朋友最思念的台灣美食也是鹹酥雞啊！但鹹酥雞的熱量可想而之，所以一旦擋不住那迷人香氣，再加上鹹酥雞攤上的每一樣東西都並不是「食物本人」時，它所衍生出來的問題可不只是發胖，還可能引來一些慢性疾病，但平心而論，誰又能抵擋得了鹹酥雞的誘惑呢？

再來就是**睡眠**！我的問題不是晚睡，而是睡眠品質差，睡不好就會引起很多的惡性循環，尤其當你睡前吃了那些非「食物本人」的東西後，腸胃消化不良引起的不舒服就會影響睡眠及身體代謝力。因為睡不好加上吃太鹹，隔天起床甚至還會水腫，這都是現代通病，因為好的睡眠可幫助身體產生瘦素來提升代謝力，所以當你睡不好、睡太少，瘦素自然會減少，脂肪的代謝力也就一定會下降。所以捨不得睡覺還在那邊滑手機、玩電動、追劇的人，這樣的生活習慣就會讓你變胖，這也就是「生活型態病」的一種喔！

Point ! 重口味調味料、甜食、鹹酥雞及睡眠品質不好，正是肥胖大敵，愛注意喔！

不要再叫我
少吃多運動！

我們都知道瘦身的不二法門就是「少吃多運動」，但民以食為天，時間到了就是一定要吃飯，從小到大都知道一日要三餐，飲食要規律，少一餐都不行！

而且台灣早餐店的選擇還真多，以台式來說，蛋餅要加兩個蛋還要加培根，外加一盤煎蘿蔔糕還要來顆飯糰，有些人還刻意選紫米口味想要降低罪惡感！以西式來說、漢堡一定要吃什麼都夾進去的大總匯，外加一杯冰涼甜死人的奶茶，跟兩片淋上滿滿糖漿的鬆餅，因為早餐要吃飽還要吃好呀！於是就會忍不住全點上桌。而且上班族們很習慣帶著早餐到辦公室享用，一邊化妝一邊吃，吃得飽飽的再開工時往往都已經 10 點鐘（主管應該都看在眼裡敢怒不敢言吧！），但兩個小時過後又要敲鐘吃午餐，這只有短短兩個小時的間隔，早上的豐富大餐根本就沒時間消化，又得進食了嗎！？

而上班族們的午餐時間也很重要呀！因為這正是與同事們私下互動的最佳時刻，但問題並不是你吃了什麼，而是你老是消化（話）不良呀！聚在一起聊天講誰的壞話，分享追劇心得，吃飯都配著話吃，還要快快吃完趕回公司上班，所以無法好好享受美食及消化食物，就算躲在辦公室吃便利商店的飯糰也是一樣，不想外出

只為了想爭取午睡的黃金半小時，但吃飽就睡一樣會產生消化不良的問題。

晚餐的熱情邀約就更無奈了，身邊總是有著各種聚會，男友媽媽 Call 吃飯能不去嗎？姊妹淘失戀要去熱炒啤酒屋發洩能不去嗎？而且台灣人還非常喜歡慶祝這慶祝那，把人聚在一起大吃大喝根本不需要理由，所以想在減肥過程中少吃，某種程度上，一般人根本就做不到！如果想要成功，可能會背負著失去朋友的危機。

那為何多運動也很難呢？要現代人在生活中多運動真的很難！而且運動跟勞動可不一樣，所以很多人都會跟我說：「我每天都走很多路呀！也會提早個幾站下公車，而且每天工作都很忙，一刻都停不下來一直在動！我也沒在偷懶好嗎！」

但這些都並不算運動，「只算勞動」，真正的運動得搭配有氧呼吸，因為有氧運動提升的代謝力能控管體重及降低脂肪，所以在充足氧氣的一吸一吐間，再加上環境影響心情及汗水的快速代謝，過程中感覺到累但仍可以講話，這才是「真正的」運動，所以大家其實都不清楚真正的運動到底該做些什麼。

相信「少吃多運動」這個道理大家都知道，也都懂！但如果我們都可以付諸行動的話，那我就不需要分享這本減肥書了呀！

 散步是勞動、快走才是運動，有氧運動可以加速代謝、無氧運動更能提升肌力。

計算卡路里
根本就是無底深淵!?

你我都是一般老百姓，從小課本就沒告訴我們卡路里要怎樣計算，也沒教過我們各種食物的熱量對身體會有什麼影響，而且往往食品上貼的成分熱量表就只是一堆數字，對我來說完全沒意義，也不懂標示的重點在哪？因為想吃的欲望一定勝過這些數字更多更多。只有在每次打算開始進行減肥計劃時，才會下意識的將食品背面翻過來確認一下熱量表，可是你確定你真的看得懂嗎？這表格代表的是食品「每份」的總熱量，還是「僅 100g」的熱量呢？那以自己的標準來說，你又知道一餐該攝取多少熱量嗎？這部分我可能就會有所懷疑。

一般 31 ～ 60 歲的女性，一天所需卡路里約為 1200 大卡，男性約為 1700 大卡，但可依生活作息及工作需求來做些微的調整，並分配於三餐，以一般朝九晚五的上班族來說，早餐 30%、午餐40%(一天中最豐富)、晚餐 30% 最為妥當。

可是食品背面標示的這些阿拉伯數字，有時跟我們的認知是有所落差的，因為不同的食材及調理方式就有差，像水煮雞肉跟炸雞肉在標示上可能就會有陷阱，甚至看到數字低還會不小心多食，尤其是很多標示為「低卡」的零食，所以當你搞不清楚該怎麼吃

的時候，完全相信表面的數字可能就會一步錯步步錯，以為光吃沙拉就能當名模，結果美乃滋加一大堆。少吃一個便當也不見得就一定會瘦！所以除了數字的參考之外，料理方式也要有所研究，舉便利商店食品的例子來說好了：

Ex1: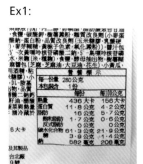

Ex2: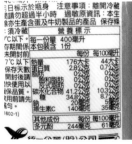

不要看到每 100 公克的熱量就高興得太早，每份的熱量才是你吃完所攝取的熱量。

麻醬涼麵：近 1000 大卡，可選蕎麥麵條取代油麵條，不使用全部醬料是 Point。

果汁：近 300 大卡，以為標示為鮮純果汁就是喝健康，但不如直接吃水果。

便當：排骨、控肉、炸雞近 600 大卡，選擇調理方式可降低熱量。

三明治：近 200 大卡，比起夾漢堡肉，不如選以蛋及鮪魚蔬菜為主角的口味。

飯糰：近 150 大卡，微辣泡菜燒肉及鮭魚為首選，避開美乃滋夾心口味。

蔬菜沙拉：近 100 大卡 (不含醬料)，醬料盡量選擇清爽義式油醋醬。

與其跟天文卡路里數字搏鬥，不如學會簡單吃，就連便利商店都可以好好吃。

最難堅持的就是「單一食物減肥法」！

前陣子看到一位正在減肥中的日本女藝人在電視上大喊：「不要再叫我吃香蕉了！！！」，是的，因為她看到香蕉就怕，為什麼呢？說起減肥方法百百種，她正在實行的減肥法就是這幾年最流行的「單一食物減肥法」，譬如說，只吃牛肉、香蕉、蘋果、麥片、豆腐、冬粉、蒟蒻，甚至還有只喝果汁、黑咖啡及溫開水的方法，簡直是不可思議！

這樣極端的瘦身法也引起很多營養師在媒體上大聲呼籲，而且還直接給予「會失敗」的嚴厲結論，因為營養不良一定會引起其他的健康問題，而且每種食物中都有不宜過度攝取的養分，以香蕉來說，它的鉀離子含量就很高，對腎功能不佳的人來說不能多吃，而且香蕉的熱量其實也不低喔！

所以如果你身邊有靠「單一食物減肥法」瘦身的家人或朋友，就算體重果然直線下降，卻也會發現他們的情緒越來越不穩定，甚至開始產生落髮問題，皮膚也變得粗糙黯沉，我也看過很多這類減肥者的狀況，精神看起來都相當憔悴，貧血、體力很差而且內分泌大失調（經期開始混亂），甚至免疫力還會下降，那都是因為他們的飲食中缺少營養的均衡，像是少了蛋白質、鐵、鈣、維生素等人體每天必需的營養素，所以身體沒有能量維持某些正常的機能。

那他們又是如何攝取這些單一食物的呢？以香蕉來說，有人一天就只吃兩根香蕉配溫開水，也有人每餐都只喝香蕉蜂蜜豆漿，還有人每餐只吃香蕉加原味優格，搭配方法很多種，日本女星——森美恭子及深田恭子都體驗過，還一度讓日本的香蕉大賣，流行到有錢也買不到！

深田恭子還試過只吃泡菜或只吃納豆的方法，一個月瘦了 12 公斤！？另外綾瀨遙還吃蒟蒻搭配酵素營養補給品瘦身，一天只能攝取 1000 大卡，但還得靠運動消耗掉 900 大卡（這………），效果看似都非常成功，但其實減掉的都是水分及肌肉組織而已，而且非常多人一解禁，就會因為壓抑太久而開始大吃大喝，所以這類瘦身法在恢復正常飲食後很快就會復胖。

瘦 5 公斤要吃回來可是非常容易的，甚至還會開始對某些食物感到恐懼，所以「單一食物減肥法」只適合「短期」需求，例如不超過三天，或跟其他計劃一起搭配進行，只取代一天中的一餐即

可，只光靠一樣食物不可能讓減肥之路一勞永逸喔！有時想想「單一食物減肥法」是不是還挺令人感到反胃呀？接下來這段話可能有點戲謔，話說人們都不敢保證這輩子可否從一而終只愛一個人了，又怎能有把握只吃一種食物一星期而不變心呢（甚至有的要吃一個月）？光是一天就已經有困難度了吧！所以關於單吃一樣食物減肥的這件事，我光想就噁心，那就更別提還會產生營養不均衡的問題了！

很多人減肥時候的壞氣色，大多是因為採用了單一食物減肥法。

為何運動
要搞得像自殺一樣？

你曾經為了減肥做過那些運動呢？

「我最近都有參加路跑活動，我還跑了全馬！」
「我周末有空就去騎騎腳踏車，還為了騎腳踏車買齊全套裝備喔！」
「我1、3、5跳有氧，2、4、6練瑜伽，很充實。」
「網路上不是說親嘴就會瘦嗎？所以我跟我男友每天都很認真的打啵！」

以上的跑步、跳有氧及騎腳踏車等運動，聽起來都可以幫助我們瘦身，而且迷上運動真的就在一個轉念之間（恭喜～），可是在這之前，你有考慮過自己的年齡及體能狀態嗎？其實年輕人大多會選擇節食來實行瘦身計畫，代謝好，只要一個晚餐不吃，緊身牛仔褲就塞得進去了，但開始面對現實、願意真正實行運動瘦身的人，大多都是因為步入熟齡，開始有健康問題需要一併考量，健康檢查時，醫師也總是提醒「規律的飲食及運動才是根本之道」。

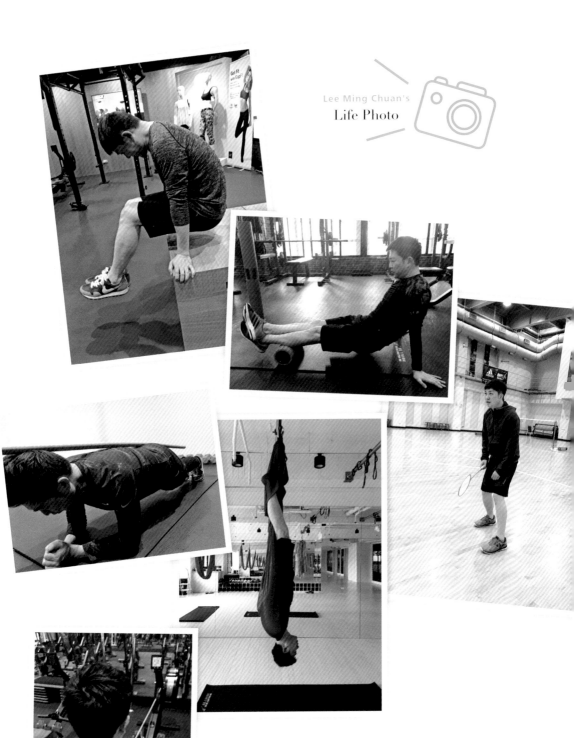

我也曾經想要靠著瘋狂運動減肥，
把自己逼得快要死掉。

但往往會因為缺乏良好的規畫，讓自己過度運動而造成傷害，像是膝蓋的承受力不足而產生韌帶發炎問題，跑一天居然要休息一星期，還有心肺功能無法負荷，引發其他問題等等，而且當平常不運動的人突然開始想運動時，到底該選擇怎樣的運動才適合自己呢？那除了運動本身外，還有哪些其他的問題嗎？

如果你選擇跑步，那你知道你還需要購入一雙適合路跑的鞋嗎？還得考量到你跑步路面的環境是否理想？如果選擇騎腳踏車，還需要添購哪些基本的配備跟服裝？那選瑜伽的話，自己的體能適合選基礎瑜伽還是熱瑜伽呢？要考量的問題似乎很多，但是有心要開始運動都是成功的一大步啦！可是最重要的是，要先了解自我的體能狀態。

我也曾經為了想要減肥而加入健身房，我記得我當時的教練幫我排了一連串魔鬼訓練般的課程，每次都會規定我很多有的沒的，然後在運動的過程中非常辛苦，每次完成後都會累得跟狗一樣，腦中一片空白無法思考。然後第二天還會全身痠痛到腳也抬不高，動也動不了，整個影響了我的生活作息，也影響了別人對我的觀感，因為朋友會跟我說：「你幹嘛把自己『整成』這樣呀？」，好像瞬間老了 10 歲一樣，連腰桿都挺不直了，而且還會讓人產生一種「原來認真運動會變這樣……」的誤解！

愛上運動的人不是應該會呈現出一種自信滿滿的體態嗎！而且抬頭挺胸連走路都有風，可是怎麼會這樣呢？因為我實行的是一種「自殺式」的運動法，也沒有考量到我的體能狀態，可是照這樣持續進行後，一定可以達到我滿意的成績及效果，但身邊也有太多太多的例子告訴我們，這種魔鬼式的訓練只要一鬆懈，一切就會被打回原型、恢復原狀呀！所以這種逼死自己、整死自己的運動法，所獲得的美好體重及體態也只是暫時的！

運動是什麼？運動就是世界上最好用的保養品，讓我們一起用運動上妝。

不復胖
才算是真的減肥成功

當我決定要減肥的那一刻起，就表示我的羞恥心終於戰勝了虛榮心！因為我看到磅秤上出現了令人無法接受的數字，於是我的人生中開始想認真減肥。人總是要經歷過幾次震撼，才會真心想去面對人生中的重大課題。

有關開始想認真減肥的震撼過程是這樣的。其實身邊所有的明星藝人及工作人員們，都看過我入行 20 年一路走來的樣子（變化），大家都可以證明我「曾經」骨瘦如柴呀！但入行至今 20 年，體重以一年 1 公斤的速度「穩定」飆升，可是就算速度如此穩定的上升，這過程中我可從來都沒想過要減肥，就仗著鏡頭上的自己比本人還瘦，而且教大家顯瘦穿搭是教假的嗎？我一定也會實踐在自己身上呀！所以就算感覺到小腹微微凸出，我也能靠穿搭技巧瞬間遮飾毫無難度（過關～），因此，我從不把減肥這件事放在心上，直到身邊的朋友都開始勸我該減肥了（現在想想，他們還真的是為我好呀！），但我都還是當成耳邊風。

後來因為我在鏡頭前的「瘦樣」漸漸與事實不符開始嚇到路人，走在路上偶爾會聽到一些耳語，像是「看節目還好但本人好胖！」或「最近可能有比較胖喔！」之類的，但我還是覺得「我就是本

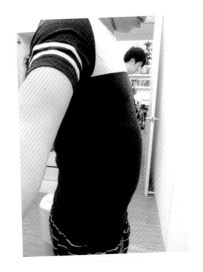

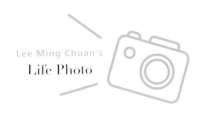

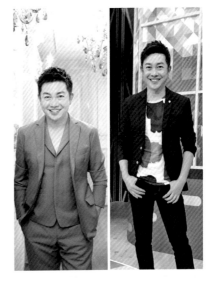

Before   after

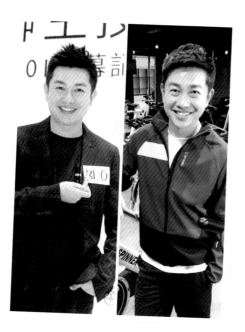

Before   after

人胖怎麼樣！」，直到這次我真的被磅秤上的數字嚇壞了，其實拍照只要角度抓不好時都會有點微胖感，我還笑自己說「怎麼把我拍得像 80 公斤似的！？」，如今磅秤的小視窗中，顯示出來的就是扎扎實實的 80…（揉眼）。

我還因此發現了我不愛去韓國的真正原因，主要是因為我根本就穿不下韓版的衣服，就連最大號的 SIZE 也都穿不下因而遷怒，所以我決定開始減肥！但身邊的人都以為我是在開玩笑，因為以前就算唸一唸也從沒真正減過，其實是因為沒方法可循，而且光看女明星們的各種減肥法就讓我望之卻步了，一聽就知道那些方法都不是長久之計，但我也想變成跟小鮮肉們一樣，擁有名模一般的纖瘦身材啊！但至少，先讓我穿回以前的尺寸就好，我只想回到理想狀態。

過程中我請教過很多專家，但每個人都要我先好好檢視自我生活方式，因為很多易胖及不易瘦的原因都跟生活型態有關，不見得只關係到飲食，睡眠品質及心情也都息息相關。直到有一次在節目中遇到專業營養師，對方提醒了我一句話，他說：「減肥不難，難在不復胖！」，真的！復胖對所有減肥者來說，無疑正是最大的打擊，因而放棄繼續努力或再次努力，然後還幫自己貼上「反正我就是個喝水也會胖的人！」的標籤，所以我開始思考怎樣的減肥方法最適合像我這樣的現代人，在不困擾生活及不需要改變太多的情況下，可以自然而然健康瘦下來「且不復胖」。

Point! 減肥並不難，難就難在不復胖，找回羞恥心就是減肥成功的開始。

從易胖體質
到易瘦體質

既然聊到減肥需不復胖，所以不管是飲食甚至是生活作息，包括運動方式都得面面俱到（聽起來好像會整個改變人生但並不需要！）。以飲食來說，一天三餐裡哪一餐最有可能讓你變胖？那我們就選這一餐來下點功夫，我選的是晚餐，為什麼呢？主要是因為我長期腸胃不好，晚餐如果過油及過量，就容易耗損我的消化系統，腸胃還會因此很不舒服，當飲食引起消化系統不順暢後，就會連帶讓我的睡眠品質也變差，如果睡不好就一定會變胖，而且是局部虛胖甚至水腫，因此睡眠時間真的是太重要了，不然怎麼會有「黃金睡眠時間」這種說法呢？

所以為了讓睡眠品質變好，我就要往前回推我的生活型態，也就是，我必須改變我的晚餐內容，這個菜單必須要清淡不油膩，還要搭配均衡的營養及膳食纖維。當然料理方式也要簡單，因為下了班回到家如果還要大費周章準備晚餐，會讓大家寧願持續外食也不願意好好為自己做一頓飯，而且上班族吃晚餐的時間也晚，所以晚餐的內容就顯得更加重要。

以我的體質來說，因為睡不好而發胖的話，主要都會先胖肚子（但每個人的狀況會有點不同），而我最在意的也就是我的肚子，當人一有了肚子，整個人看起來就是老態龍鐘，因為肚子凸出的體型正是中年大叔的標誌，而且一有了肚子，很多衣服也會穿不下，連夏天去海邊玩都會令人尷尬又害羞，所以我第一個要先解決的就是我的肚子。但你們一定會覺得奇怪，減肥不就要全身都減嗎？幹嘛只選肚子這麼客氣，所以在這邊我要先提醒大家，減肥千萬不要貪心，先以最想瘦的局部位置為目標，就跟打掃一樣，先掃廚房比要你掃完整個家還要更快得到成就感吧！如果成功了，就比較容易產生信心！所以接下來就會針對瘦肚子這件事來努力。

瘦肚子計畫一，就是戒掉喝冰冷飲料的習慣，就連夏天也讓自己習慣喝溫水，能維持身體基本的良好代謝循環力，而且除了忌冰冷，主要也是在針對那些市售的含糖飲料，就算有點困難也戒了吧！

第二就是養成正常的排便習慣，因為你當然不希望瘦不下來的大肚腩是因為囤積了一堆嗯嗯吧！而且排便習慣正常，體內也較不易累積毒素，這些壞東西只會拖垮你的代謝力。

第三，少量多餐好消化，別再增加腸胃的負擔了，它們真的很辛苦。而且有消化才有進食，也不會讓你的肚子總是食物大滿載。

第四則是加強消減大肚腩方面的運動，只要解決了局部肥胖的問題後，也就會產生「不能讓這部位再度復胖」的決心，就像現在的我，好不容易讓肚子消了，我就會努力的守護著絕不能接受肚子復胖的事實，而且搭配均衡的飲食跟做得到的運動，就能養成真正不易復胖的優秀體質！

 打造易瘦體質的關鍵在於「睡好覺」。

幫助睡眠的小秘方

1. 空間

環境很重要，盡可能讓自己睡覺的地方就只有睡覺功能，不要又是客廳、又是餐廳，至少就是不要讓房間堆滿雜物，打理出一個乾淨舒適的睡眠空間是很重要的。

2. 光源

據研究報告指出，黑暗中的睡眠品質是最好的，睡前昏黃的燈光能夠讓你放鬆產生睡意，所以我通常都是睡前開盞小燈，等到慢慢想睡就把燈關掉，甚至有時候還會戴上眼罩，製造一個無光害的睡眠狀態。

3. 香氛

睡前點一些香氛也絕對可以提升睡眠品質，像我就連出國工作都會特別帶香氛相關產品，像是凱絲蓓兒的噴霧啦、香氛蠟燭啦，甚至連香氛燈也會一應俱全，味道的選擇就見仁見智，薰衣草香氛通常是大家的首選，再來像是橙花、佛手柑等都是大家容易接受的味道，我自己則是比較偏向杜松、檀香或是複方精油香氛，因應當天的情緒來挑選不同的香氛助眠，也是一種樂趣。

4. 助眠品

先前因為工作關係接觸了日本大廠三得利出的膠原蛋白粉跟比菲德氏菌，後來為了肌膚保養也開始吃他們家的「蜂王乳錠」，初期對於肌膚改善並不明顯（這類美容保健產品都需要長期使用才會有感），但卻意外先改善了我的睡眠品質，才發現原來裡面的芝麻素成份的抗氧化功能可以消除疲勞，也可以改善睡眠問題，讓我睡得更深沉，這樣才有真正達到休息的效果。另外也有專門的「芝麻明 EX」，除了芝麻素之外，還添加了玄米多酚跟維生素 E，更能精準提升睡眠品質，讓人一覺醒來元氣滿滿。

5. 寢具

這幾年我瘋狂著迷於「天絲棉」材質，天絲的好處當然不在話下，光是親膚性高就讓人可以很放鬆地躺在床上，再來吸濕功能讓體質燥熱的我可以馬上達到降溫的功效，真的躺下去就通體舒暢，但相對的缺點就是冬天比較冷，所以如果怕冷的人就比較不適合。

我就真的只在意體重數字！

相信很多人都跟我一樣，常常在各種減肥理論裡看到體脂肪的重要性，因為想要瘦得「精緻」，就得減少體脂肪，甚至想要有肌肉或是線條分明的曲線，也都跟體脂肪有關，而且體脂肪它不止關係到體態，更關係到身體的健康。

但是當大家問到你幾公斤的時候，往往提出的都會是你的體重數字，並不會是體脂肪數字，而對於體重是不是剛好或過胖的直覺概念也都是來自體重數字，很少人真的會去研究體脂肪，反而會很計較體重數字多一公斤或少一公斤，反正多了就是太胖，少了就是過瘦。我也知道降體脂很重要，體脂降了才是真正的減肥成功，因為如果你降下的只是水分及肌肉組織，那就只是個減肥成功的「假象」，復胖更是輕而易舉的事。但其實你也不用太擔心，因為當體重數字下降時，體脂肪自然也會跟著下降，只是多寡的差別而已。

這本書的重點就是要告訴你，如何甩掉那永遠都甩不開的5公斤，但為何設定為5公斤呢？因為啟動減肥計畫得先放自己一馬，不需要過度苛求自己一定得達到多高的標準，做不到也只是詆毀自信心而已，而且人體只要少了5公斤，在視覺上就能產生不小的變化，在行動上也能感覺到靈活度，自然就更有信心繼續下去，

所以我們只要先以最簡單的體重數字來要求自己即可，目標就鎖定 5 公斤吧！

也因為現代人飲食太油膩，導致腰圍過粗（也就是我特別在意的肚子），更反映出得到高血壓、心肌梗塞、腦中風的可能性。因此以中年體型來說，男性理想腰圍應小於 90cm(35.5 吋)，女性應小於 80cm(31.5 吋)，這是平均一般體型的標準，如果要讓體態更完美，數字再精減一點會更好，但如果超過以上的尺寸就算過胖。可是以一般年輕體型來說就一定要更嚴格了！也可以試著計算自己的體脂率：

體脂 % 公式　　　先算出 BMI(Body Mass Index)

體重 (kg)÷ 身高 (m^2) =BMI

體脂 % = 1.2×BMI ＋ 0.23× 年齡－ 5.4 － 10.8
　　　　　× 性別 (男性性別取值為 1，女性取值為 0)

性別	標準值	肥胖標準
男性	14~20%	>25%
女性	17~24%	>30%

想要真正有好身材就要加強控制體脂肪，但如果只是想「看起來瘦」，就趕緊先把體重降下去。

減肥計畫
不是一個人的事

從我開始決定要減肥的那一刻起，我就不停的告訴大家這件事，因為唯有讓每個人都「加入」你的計畫才會成功，怎麼說呢？

首先，當我說出我要開始減肥的那一刻起，身邊的朋友就自然會減少聚餐的邀約（尤其是晚餐），如果還一直約你吃飯引誘你的話，表示他們都是不希望你成功的壞朋友（笑）。而且當你說出要開始減肥的時候，說不定連管理室的警衛都會提醒你不可以再買消夜了！往後見到的每一個人也會主動關心你瘦了多少？成果如何？而且我也會三不五時將晚餐的自炊食譜、健身房的揮灑汗水照分享在 FB 上，當然還有穿上小一號衣服的得意成果照，這也算是一種過程的記錄。而且朋友的 FB 留言跟加油聲會一直幫著我往前推，所以當你生活在輿論的世界與別人的期待中時，或當你自己的減肥計畫也成為大家的減肥計畫時，這種眾志成城的氣氛就能幫助你成功。尤其是當連媒體也一直盯著我時，我是一定非成功不可的呀！

Point! 我的減肥成功有大半來自你們的督促，請大家繼續用力盯緊我。

減肥的附加價值是開心自在！

我聽過太多減肥越減越肥的痛苦過程，尤其在我的工作領域中，所有明星藝人無不將肥胖視為大敵，為了在鏡頭前表現出最完美的一面，一方面得控制住體重，一方面如果不小心胖了，還得用盡各種能幫助快速瘦身的偏方。只要能快點瘦下來就好，那種很極端、很自我強迫的不快樂心情我很能體會，雖然我見怪不怪！

但既然輪到我也得開始減肥時，我就絕對不會重蹈覆徹！而且我覺得現代人的減肥方法應該不能再用痛苦那招，而且痛苦過後如果還大失敗，那不就很得不償失嗎？

先以飲食來說好了，一天有三餐，你只要改變其中一餐的飲食內容，就有機會減肥成功，而且這一餐還是能夠讓你吃得飽、吃得好，這樣才不會因為心靈上的滿足被剝奪而感到空虛沮喪。不相信嗎？但就是有這麼好的事，還能享受自炊的樂趣，然後學習正確的減肥觀念也很重要。

但是在這邊我要特別提醒各位的是，除非你是因為健康因素需要瘦身，像是因為過度肥胖，需要醫師及營養師來介入瘦身計畫，不然如果只是想在生活中讓自己外表在視覺上看起來更好看、更

精緻緊實的話，就千萬不要在過程當中給自己太大的壓力。因為常聽到身邊的朋友一開口就說：「我想瘦個 10 公斤」，但怎麼一年後那 10 公斤還黏在他身上？！因為野心太大，達成率也就跟著降低，如果他當初發願只要先減個 5 公斤，也許就有機會喔！人真的不要太貪心。

另外我最不看好的減肥法就是每天斤斤計較該少吃啥？該多做啥？把自己弄得精神錯亂。每餐都只吃一點點也沒比較瘦還營養不良，全身包裹保鮮膜跳呼拉圈，根本搞不清楚你到底是想瘦哪，還很嚇人？體雕滾輪小道具也買了一大堆花錢不手軟，但減肥這件事真的沒有那麼複雜。而且對我來說，如果當你運用了簡單的方式瘦身成功，還不會影響生活作息，甚至也沒有改變你的社交生活，那就真的是被你給賺到了，之後的健康續航力也會更大，而且連生活習慣也順便調整了，也許就再也不會多出那 5 公斤囉！

最後，減肥並不是一個只需要跟數字對抗的苦差事，而是可以在減肥的過程中，找到一個跟自己好好相處的方式，甚至還會在整個過程中獲得快樂！因為它剛好給了你一個好好重新檢視自己生活型態的機會，就如同前面所聊到的，你有好好檢視自己的飲食、睡眠品質及心情嗎？肥胖雖然大部分好像都跟飲食過度有關，但很多現代人飲食過度的起因都來自於心裡的不快樂及空虛，壓力大要吃，跟男友吵架要吃，領薪水那天也要吃，其實身心平衡及對生活的滿足感，也是養成不易發胖體質的重要因素喔！

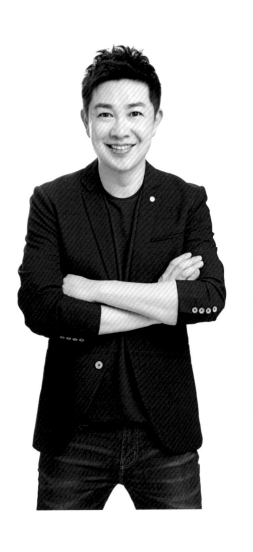

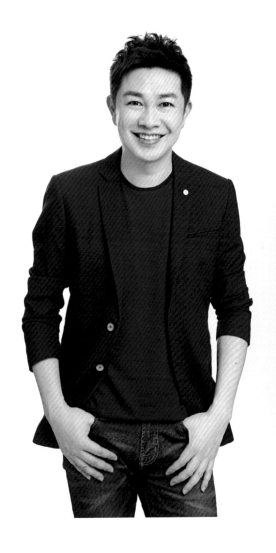

減肥是跟自已比賽,只要進步一點就要記得多給自己一點鼓勵,改變真的不難,做就對了,因為如果我可以,你們一定都可以。

CHAPTER

02

正常吃飽，

少 5 公斤

每天選擇最容易讓自己發胖的一餐來下點功夫，料理簡單又營養的低油少鹽水煮餐，能夠吃飽、不餓壞自己，同時又能贏得滿足及易瘦體質不是很棒嗎？而水煮餐除了低油之外，另一項優點就是料理簡單無需技巧，不造成麻煩的調理方式，更能讓你毫無怠惰的藉口，就算是調理晚餐加上隔天中午的便當，都花不了你多少時間！

但大家對水煮餐通常興趣缺缺，因為水煮而已，就算真能吃得飽，但有辦法滿足口慾嗎？所以我分享的低油少鹽水煮餐，除了食材的變化外，調味料更是美味的重點，例如能為食物增添香氣的各種辛香料，還有健康的植物油及酒醋的運用等等，另外選用美味的松露鹽，還能提出食材的清甜味，所以不止低油少鹽，還非常美味。

而食材的選擇講求均衡，因為除了滿足口慾，還要能兼顧身體所需的各種養份，所以就算在執行瘦身計劃，白、紅肉及海鮮等都仍然要均衡攝取，各種蔬菜及豆類製品也不能少。

一週 7 天，搭配 21 道美味低油少鹽水煮餐來改變飲食習慣，天天美味不重複，而且色香味絕對要一應俱全，不但料理吸引人，擺盤也很重要！以不同主題餐盤用餐，也能提高飲食樂趣，讓減肥料理吃出生活樂趣，不需要再同情吃瘦身餐的人囉！

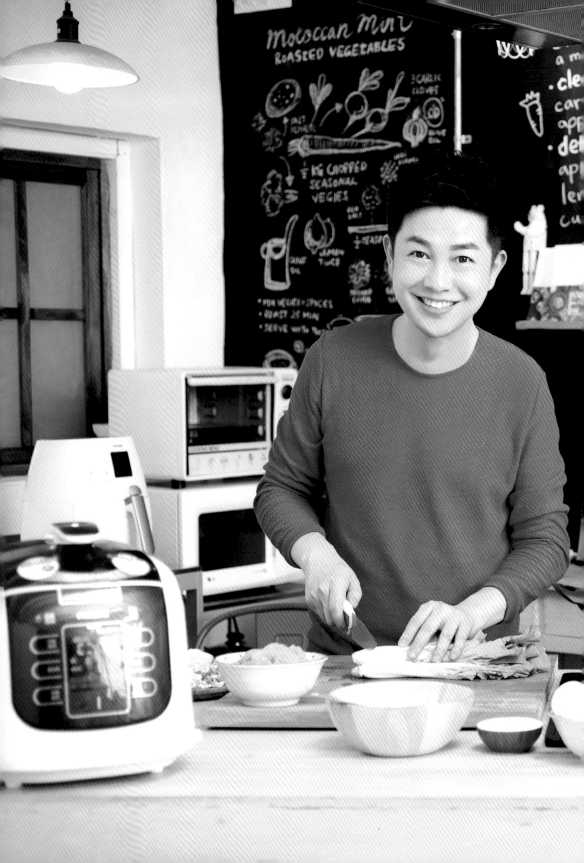

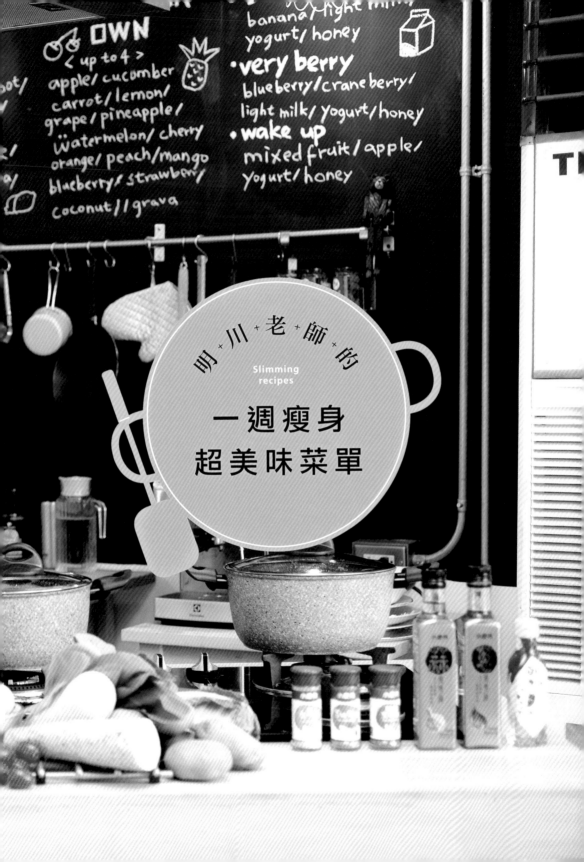

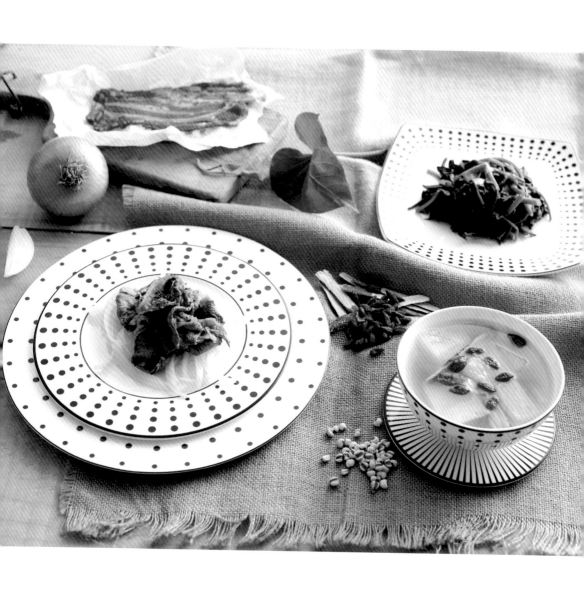

Monday

- 洋蔥牛肉
- 胡麻地瓜葉
- 冬瓜薏仁湯

第一天以豐富的蔬菜量搭配能帶來能量的牛肉，讓你吃飽又吃巧，將平常熱炒的料理改為水煮，也能以調味料來增添美味，而且現代人很懶得料理的薏仁湯品，也能運用智慧萬用鍋事先來調理，原來快速又營養的瘦身餐作法真的很簡單。

涼性的薏仁能補肺清熱，其中的
蛋白質及胺基酸，還有薏仁脂、
薏仁素等更是營養豐富。

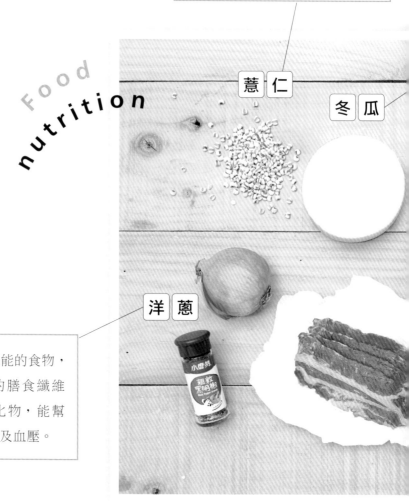

Food
nutrition

薏 仁

冬 瓜

洋 蔥

洋蔥是低熱能的食物，
還有豐富的膳食纖維
及多種硫化物，能幫
助降低血糖及血壓。

營養價值很高，豐富的維他命 C
能養顏美容，預防感冒，是天然
美白潤膚食材。

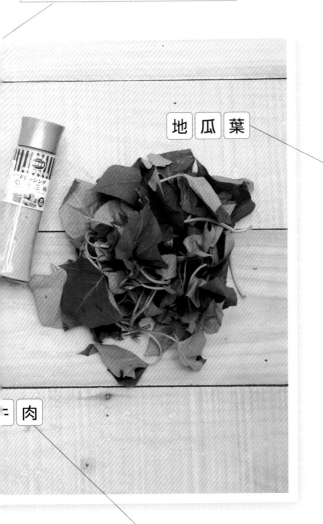

地 瓜 葉

含胡蘿蔔素及維生素
A、C 等多種營養成分
及礦物質，能改善皮
膚粗糙及降低膽固醇。

肉

牛肉溫和又擁有非常豐富的蛋白
質，還能提供人體所需要的鋅，
增強免疫力。

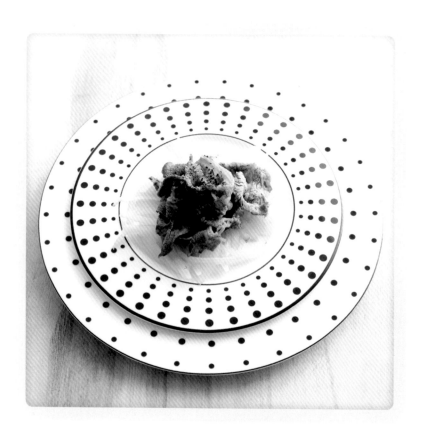

洋蔥牛肉

材料 Ingredients

洋蔥⋯1/2 顆

牛肉片⋯100g

小磨坊粗粒黑胡椒⋯適量

作法 Step

1. 洋蔥切瓣，先入滾水中燙熟，
等到洋蔥感覺有一點透明時，
再加入牛肉片汆燙，約 30 秒
即可撈起。

2. 先以洋蔥鋪底，再鋪上牛肉
片，以適量黑胡椒調味即可。

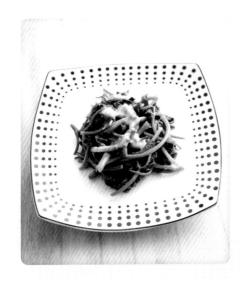

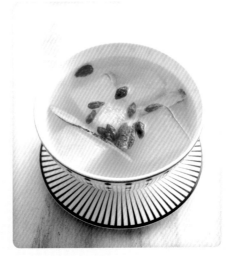

胡麻地瓜葉

材料 Ingredients

地瓜葉⋯1 把

胡麻醬⋯1 小匙

鹽⋯1 小匙

作法 Step

1. 水中加入少許的鹽及油，可去除青菜的澀還能保青。

2. 地瓜葉入滾水中汆燙只要 10 秒，以免營養過度流失，撈起盛盤再以胡麻醬調味即可。

冬瓜薏仁湯

材料 Ingredients

冬瓜⋯1 片　　　　鹽⋯少許

枸杞⋯適量

黃耆⋯適量

作法 Step

1. 使用飛利浦智慧萬用鍋，薏仁就不需要事先泡水。先將薏仁、枸杞、黃耆簡單清洗。

2. 將去皮冬瓜、枸杞、黃耆、薏仁置於內鍋，加水蓋過食材，再加少許鹽調味蓋上鍋蓋，將智慧萬用鍋設定 40kpa 煲湯模式，再啟動開始烹調鍵即可。

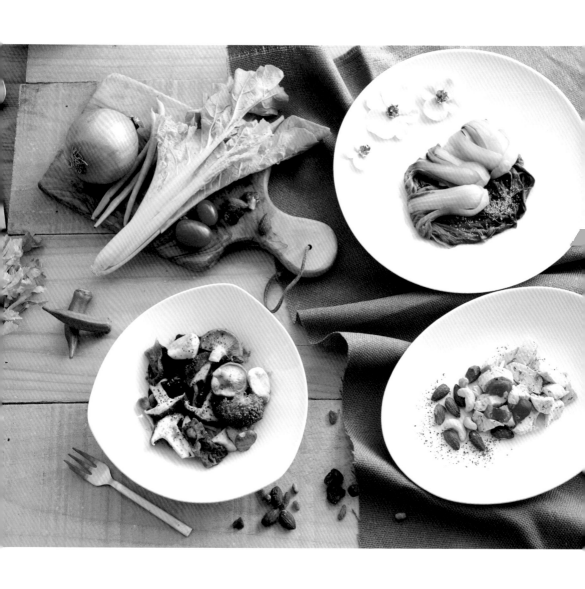

Tuesday

- 堅果雞塊
- 翠綠鮮蔬
- 養生綜合菇

感覺好像只有在餐廳才能吃到的料理，居然也能成為瘦身餐，將最適合瘦身時食用的雞胸肉變成法式風格堅果雞塊，再加上翠綠鮮蔬及外型時尚的綜合菇類，營養滿分，這時如果懂得運用市售調味料及調味油品，更能讓水煮料理大加分。

市售綜合菇很方便，有杏鮑菇、黑木耳、香菇等，含豐富多醣體及微量元素。

Food
nutrition

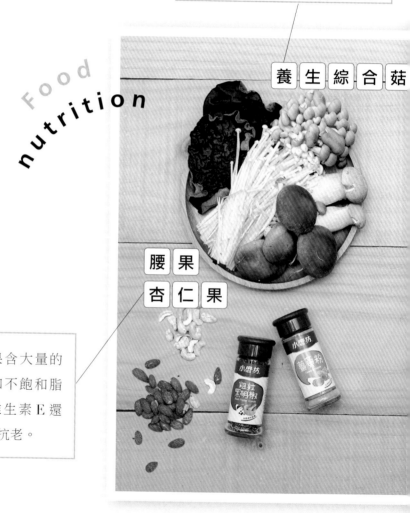

養 生 綜 合 菇

腰 果
杏 仁 果

這兩種堅果含大量的亞麻油酸和不飽和脂肪酸，而維生素 E 還可抗氧化、抗老。

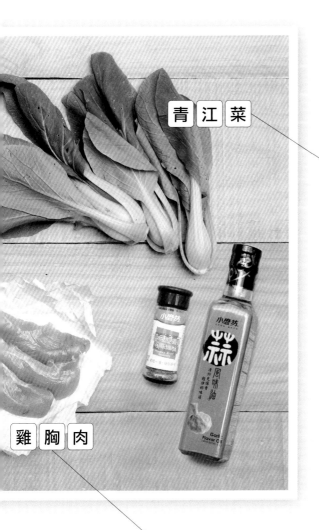

青江菜

富含維生素、礦物質、纖維、天然抗氧化物等，是單價低又營養的綠色蔬菜。

雞胸肉

雞胸肉含優質蛋白質，脂肪含量又少，整隻雞中又以雞胸肉的維他命 B 含量最高。

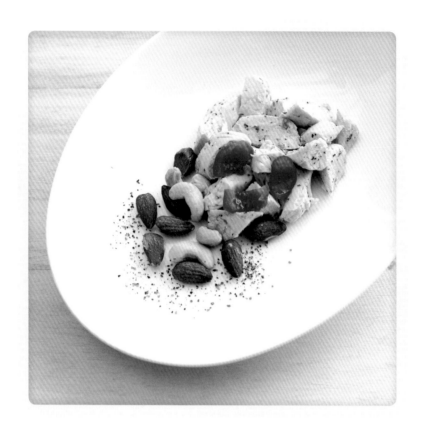

堅果雞塊

材料 Ingredients

雞胸肉…1 副

雞蛋（取蛋白）…1 顆

腰果…適量

杏仁…適量

小磨坊 法式香草風味料…適量

小磨坊 蒜風味油…1 小匙

鹽…少許

作法 Step

1. 先將雞胸肉切塊，放入加入蛋白及少許鹽的碗中簡單揉捏一下，靜置 10 分鐘，之後再入滾水中煮熟後撈起，雞胸肉的口感即可軟嫩不柴。

2. 將水煮雞塊及腰果、杏仁盛盤，灑上適量法式香草風味料及蒜風味油即可。

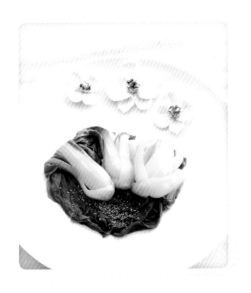

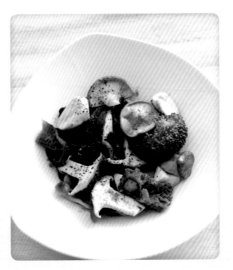

翠綠鮮蔬

材料 Ingredients

青江菜…3 束

小磨坊 香蒜粒…適量

作法 Step

1. 水中加入少許的鹽及油，可去除
青江菜的澀還能保青。青江菜先
從根部入滾水中氽燙再整束放入
約 1 分鐘即可。

2. 青江菜撈起盛盤後，灑上適量香
蒜粒調味即可。

養生綜合菇

材料 Ingredients

市售養生綜合菇…1 包

小磨坊 薑黃粉…1 小匙

調味黑胡椒…適量

作法 Step

1. 將綜合菇入滾水氽燙，約 1 分鐘
即可撈起。

2. 拌入 1 小匙的薑黃粉及調味黑胡
椒即可。

吃零食，配氣泡水，
增加飽足感。

減肥還吃零食？不要開玩笑了～這是我在減肥過程中最常被質疑的。

當然我本身不是零食控也不是甜食怪，所以相對來說我會吃的零食也都比較沒有那麼肥，譬如說我會吃堅果、起士蛋糕，偶而也會吃塊綠豆碰什麼的，朋友送的牛肉乾特產也會吃幾塊。

但重點來了，就是只要我有吃零食，我一定會搭配氣泡水，主要是因為我可以因為氣泡水增加飽足感，這樣零食入口的總量自然就降低，就比較不用擔心害怕熱量的問題，加上現在風行的氣泡水機，可依個人喜好自由調整氣泡程度，如果改為現打果汁，立刻變身為健康氣泡飲喔！

另外便利商店都會賣小包裝零食，我通常會買幾包放在家裡，有時候晚上真的嘴饞就拿一包出來吃，一包的份量剛剛好，既能滿足口慾又能控制飲食，我個人真心推薦。

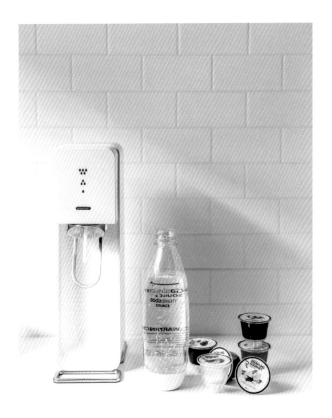

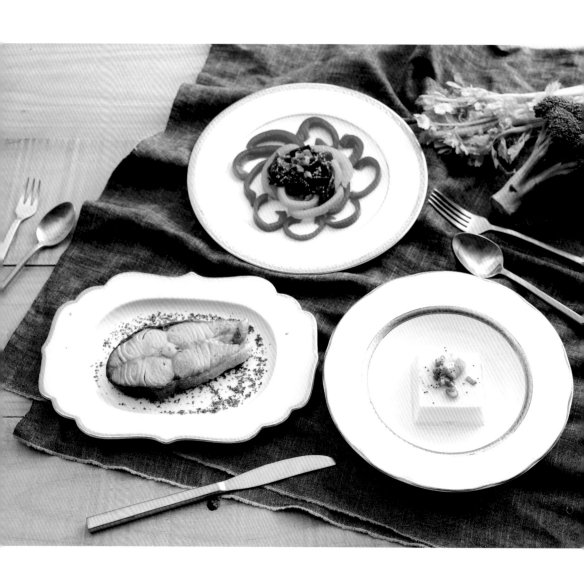

Wednesday

- **羅勒魚排**
- **彩椒木耳**
- **辣味豆腐**

將魚排煎得香香酥酥需要用不少油吧！而且還要有好的不沾鍋，難怪在家都不愛做魚料理，可是 Day 3 就應該來點好吃的又多彩的魚料理套餐呀！其實只要擁有方便又健康的氣炸鍋，不需用油，只要透過氣旋科技，就能料理出漂亮魚排喔！

它的維他命 B2 比肉類及米麵等都還要高，還有豐富維他命 C、鈣、鐵，要多吃！

Food nutrition

黑 木 耳

紅椒黃椒口感脆又清甜，含胡蘿蔔素及維他命 C，稍微汆燙後營養會更豐富。

甜 椒

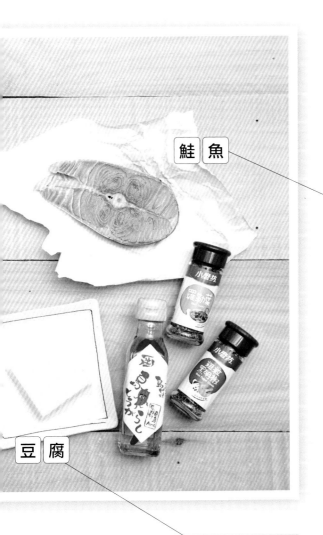

鮭魚

鮭魚富含脂肪及 55%
單元不飽和脂肪酸,
還能提供身體必需脂
肪酸 EPA 和 DHA。

豆腐

豆腐含有豐富的蛋白質、鈣、維
生素 E、卵磷脂,加了蛋的芙蓉
豆腐涼拌最美味。

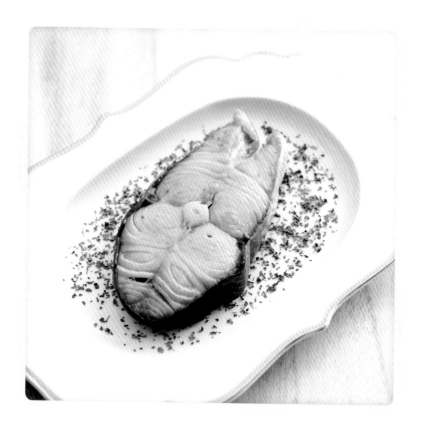

羅勒魚排

材料 Ingredients

鮭魚⋯1片

小磨坊 羅勒香料⋯適量

小磨坊 檸香椒鹽⋯適量

作法 Step

1. 飛利浦氣炸鍋先以 180 度預熱 3 分鐘，接著將魚排放於煎烤盤上烤 10 分鐘。

2. 先在盤底灑上適量的羅勒香料，放上烤好的魚排，灑一點檸香椒鹽調味即可。

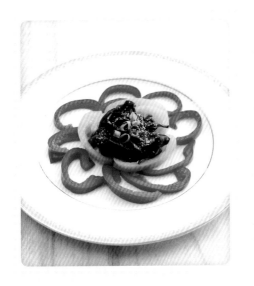

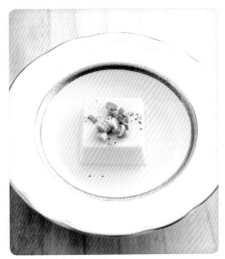

彩椒木耳

材料 Ingredients

紅黃甜椒…各 1/4 顆

黑木耳…1 朵

小磨坊 粗粒黑胡椒…適量

小磨坊 香蒜粒…適量

小磨坊 蒜風味油…1 小匙

作法 Step

1. 將紅、黃椒切條備用，黑木耳洗淨切塊，以滾水汆燙約 10 秒鐘即可撈起。

2. 將紅、黃椒如圖擺盤，增加料理的趣味性，再將汆燙後的黑木耳鋪在中間像花蕊一般，以黑胡椒、蒜香粒調味後，加入 1 小匙蒜風味油及蔥花增加風味。

辣味豆腐

材料 Ingredients

芙蓉豆腐…1 盒

蔥花…少許

沖繩辣油…1 小匙

作法 Step

1. 將芙蓉豆腐倒扣入盤中，灑上少量的新鮮蔥花，再淋上 1 小匙沖繩辣油即可。

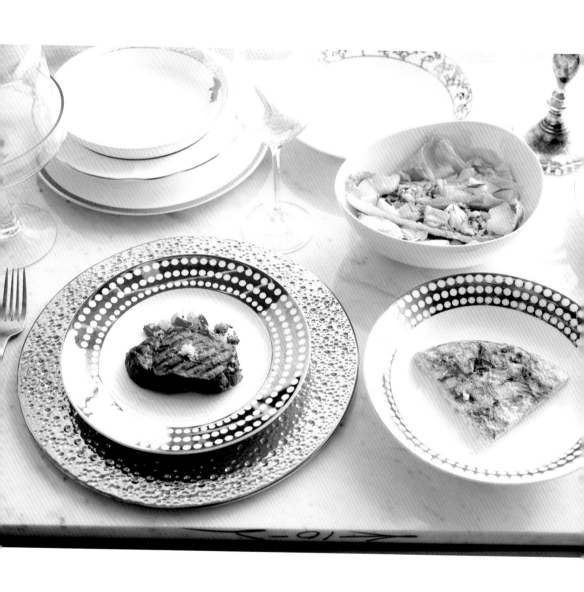

Thursday

- **菲力牛排**
- **洋芋烘蛋**
- **鯛魚沙拉**

一週已經度過一半了，Day 4 就為了辛苦工作的自己來點大口吃肉的感覺吧！今天要吃牛排喔！而且使用氣炸鍋料理非常簡單，也不會讓廚房產生油煙，再請智慧萬用鍋做份烘蛋，沙拉更添加了滿滿的各種水果，用來請客也很澎湃喔！

低脂肪高蛋白，含有豐富的菸鹼酸，忙碌現代人都要經常攝取，水煮清蒸最好吃。

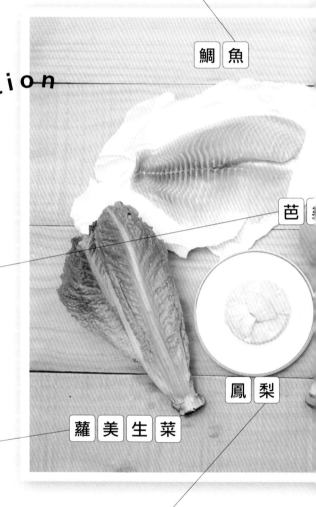

鯛魚

芭 |

芭樂的營養價值為各種水果之首，尤其是維生素 C 的含量，比柑橘多出三倍。

鳳梨

蘿美生菜

生菜含有維生素 C、葉綠素、ß 胡蘿蔔素、維生素 A 等，而且含鐵量也高。

鳳梨含膳食纖維，又含有酵素可分解蛋白質，能幫助人體對蛋白質的吸收和消化。

Food nutrition

菲力屬於腰內肉，是牛身中運動量最少的一塊，所以質地嫩，相對油花也極少。

菲 力 牛 肉

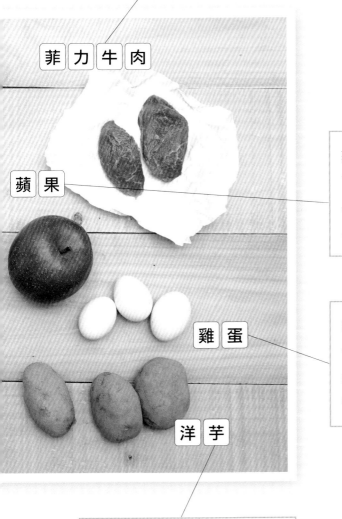

蘋 果

蘋果中含有膳食纖維，可促進腸胃蠕動，蘋果還富含鉀，可改善易水腫的體質。

雞 蛋

雞蛋幾乎含有人體所需要的全部營養物質，故被稱之為「理想的營養庫」。

洋 芋

洋芋的維他命 C 很高，而且遇熱也不易流失，熱量比白米飯少一半。

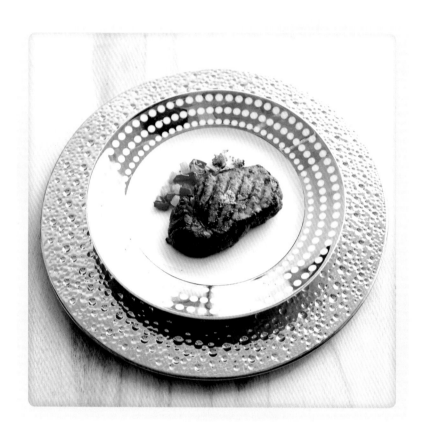

菲力牛排

材料 Ingredients

菲力牛排…1 片

松露鹽…少許

作法 Step

1. 飛利浦氣炸鍋先以 180 度預熱
5 分鐘，接著將菲力牛排放於
煎烤盤上烤 5 分鐘。

2. 將菲力牛排盛盤後，灑一點松
露鹽搭配食用。

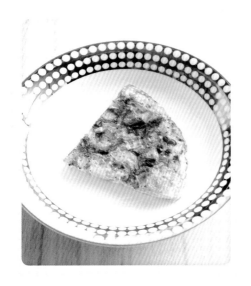

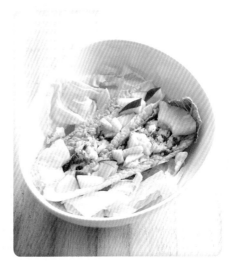

洋芋烘蛋

材料 Ingredients

洋芋…1 顆

蛋…4 顆

小磨坊 黑胡椒粉…適量

作法 Step

1. 雞蛋先於碗中打勻，灑入適量的
黑胡椒粉備用，將洋芋去皮切成
小丁。

2. 將飛利浦智慧萬用鍋設定於 40
kpa，並於鍋中加入少許油，將洋
芋小丁下鍋拌炒，再倒入蛋液，
蓋上鍋蓋開始烹調，聽到嗶嗶聲
響後，切 1/4 片盛盤。(料理的份
量為 4 人份，剩餘部分可置於保鮮
盒冷凍保存或帶便當。)

鯛魚沙拉

材料 Ingredients

鯛魚…1 片

蘋果、鳳梨、芭樂…少許

蘿美生菜…適量

小磨坊 肉桂粉…少許

作法 Step

1. 鯛魚先水煮後搗碎，水果切成小
丁，蘿美生菜洗淨擦乾當做容器
備用。

2. 將鯛魚、蘋果、芭樂、鳳梨等裝
填在蘿美生菜上，再灑上少許肉
桂粉調味即可。

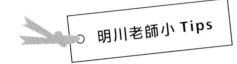

明川老師小 Tips

水果切成丁，
增加視覺的份量感。

我沒辦法想像我生活中沒有水果該怎麼辦？我心情好想吃水果、心情不好更想吃水果，而且我又特別愛瓜類的水果，就是那些被大家歸類在糖分高、水分多的惡魔水果，但在整個減肥過程中，我還是保持吃水果的樂趣。

但「減量」是門大學問，我的方式就是把所有水果都縮小化，不管是蘋果、芭樂、西瓜、哈密瓜、蓮霧等，只要能切的，都把它切成丁狀，等要吃的時候再拿小湯碗裝，然後用湯匙舀來吃，我發現只要用這個方式吃水果，只要吃個幾杓就好飽，累積起來的量有時候連所謂拳頭大的標準量都不到。而且我有時候還會撒上膠原蛋白粉，就像在吃水果沙拉或是沾梅粉一樣的道理，同時補充水果的維他命又能補充膠原蛋白，根本是一舉數得。

+ 一年四季皆可吃的減肥水果 +

蘋果	富含維他命 C、維他命 E 還有胡蘿蔔素，可以降低膽固醇、有效預防心臟病和癌症，而且整腸效果特別好。
芭樂	維他命 C 含量超高，可以增加身體的抵抗力，也是最天然的抗壓劑，可以減緩焦慮不安的情緒，而且清脆的口感也能增加飽足感。
香蕉	含有維他命 C、維他命 B6、鉀與鎂，加上容易消化，不易對消化系統造成刺激，其中的抗性澱粉可擁有更多飽足感！
小番茄	越紅的小番茄擁有越多的茄紅素，具有抗癌、延緩老化、降低心血管疾病等多種功能，並富含高量的鉀，能幫助降低血壓、水腫及延緩血糖上升。
西瓜	富含維他命 A、B1、B2、B6 以及礦物質，開胃止渴之外，更能增加腸道活動，促進新陳代謝。
櫻桃	富含身體所需的鐵質，促進血紅蛋白再生，更能美容養顏，使皮膚紅嫩潤白。其中含有的維他命 A，更可有效保護視力。
鳳梨	擁有維他命 C、鉀、錳，能促進鈣質吸收，而豐富的蛋白酵素，可促進組織復原。
柳橙	含有大量的維他命 C、鋅和葉酸，可加速傷口癒合、提升免疫力、幫助肌膚美白淡斑，並協助鈣、鐵的吸收。
蓮霧	擁有維他命 B、C，所含熱量不高，加上富含水分，粗纖維可促進腸道蠕動，達到預防便秘的功效。
草莓	含有豐富的維他命 C 與有機酸，可增強抵抗力，具有幫助消化、促進腸胃蠕動的效能。

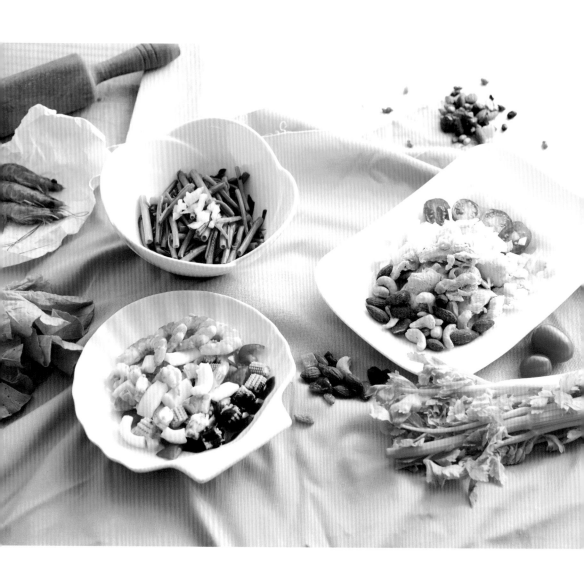

Friday

- **泰式雞柳**
- **蒜香空心菜**
- **海鮮總匯**

雞胸肉真的是瘦身餐的好朋友，要料理成雞排、雞
柳或雞塊都很好吃，今天的料理食材走泰式風味，
除了檸香雞柳，還有涼拌海鮮及水煮空心菜，只是
調味的方式更清爽更簡單，就算怕辣的人也可以享
受不辣的異國瘦身餐喔！

洋蔥是低熱能的食物，還有豐富的膳食纖維及多種硫化物，能幫助降低血糖及血壓。

番茄含有茄紅素、類胡蘿蔔素，而茄紅素是一種抗氧化劑，有助於延緩老化。

Food nutrition

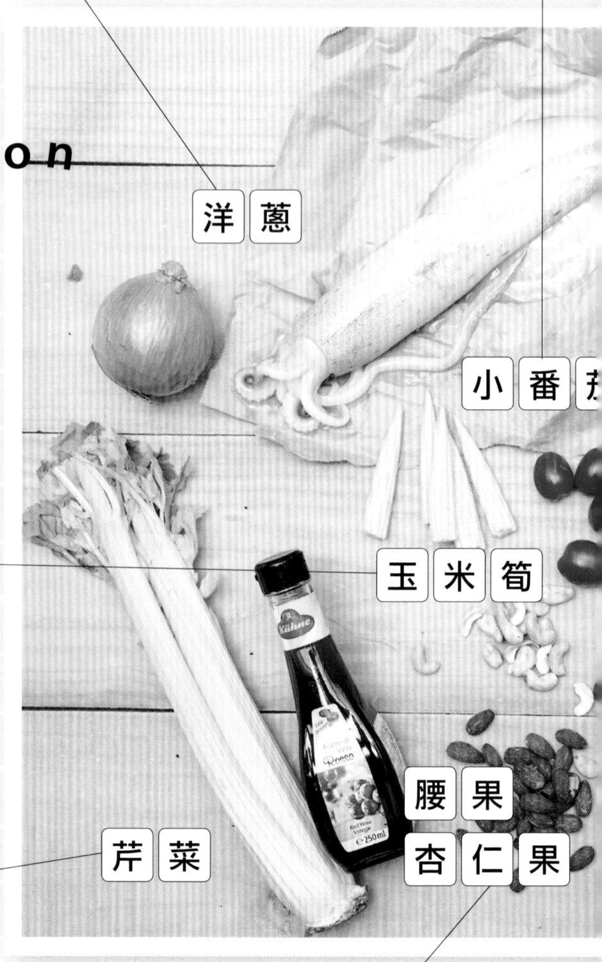

洋　蔥

小　番　茄

玉米筍含有 7 種抗氧化成分，像谷光甘肽及維生素 E 等，維生素含量是稻米的 5-10 倍。

玉　米　筍

芹菜裡含有膳食纖維、粗纖維、β 胡蘿蔔素，能幫助腸胃蠕動及提高免疫力。

芹　菜

腰　果

杏　仁　果

這兩種堅果含大量的亞麻油酸和不飽和脂肪酸，而維生素 E 還可抗氧化、抗老。

空心菜富含膳食纖維及粗纖維，可促進腸胃蠕動，鹼性食材更有助於身體酸鹼平衡。

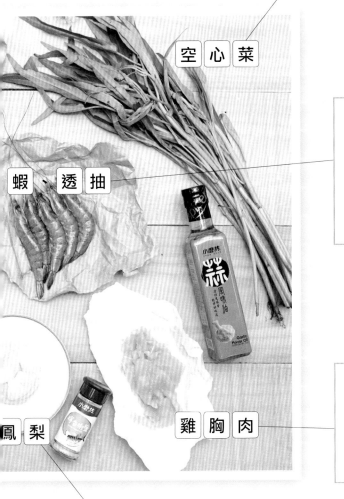

空心菜

海鮮的蛋白質高但脂肪量低，對運動及瘦身中的人很不錯，還含有能降低膽固醇的牛磺酸。

蝦、透抽

雞胸肉含優質蛋白質，脂肪含量又少，整隻雞中又以雞胸肉的維他命 B 含量最高。

鳳梨

雞胸肉

鳳梨含膳食纖維，又含有酵素可分解蛋白質，能幫助人體對蛋白質的吸收和消化。

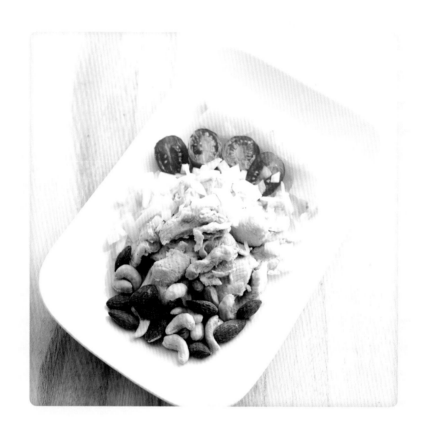

泰式雞柳

材料 Ingredients

材料 Ingredients

雞胸肉…1副

鳳梨…適量

腰果…適量

杏仁…適量

洋蔥…適量

雞蛋（取蛋白）…1顆

小磨坊 檸香椒鹽…少許

作法 Step

1. 先將雞胸肉切條，放入加入蛋白及少許鹽的碗中簡單揉捏一下，放個 10 分鐘，之後再入滾水中煮熟後撈起，雞胸肉的口感即可軟嫩不柴。

2. 將切丁泡過水的洋蔥、對切的小番茄及鳳梨切塊，與腰果及杏仁、煮熟的雞柳一起擺盤，再加入適量的檸香椒鹽調味。

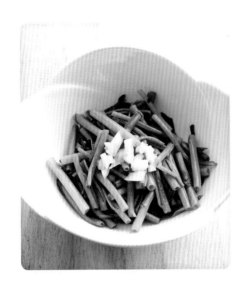

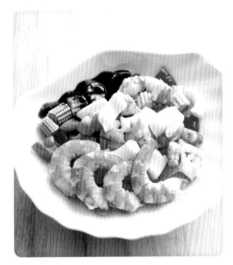

蒜香空心菜

材料 Ingredients

空心菜⋯適量

小磨坊 蒜風味油⋯1小匙

作法 Step

1. 水中加入少許的鹽及油，可去除空心菜的澀還能保青。先將莖段入滾水中汆燙約1分鐘，再放入葉子後立刻撈起，拌入蒜風味油調味即可。

海鮮總匯

材料 Ingredients

玉米筍、小蕃茄、西洋芹⋯適量

草蝦、透抽⋯適量

紅酒醋⋯3小匙

作法 Step

1. 先將西洋芹切小丁備用。

2. 玉米筍入滾水中煮熟，約2分鐘即可撈起切段備用。

3. 草蝦去殼、去背泥腸，透抽切塊，入滾水中汆燙至顏色變不透明即可起鍋，再與玉米筍、西洋芹小丁一起擺盤，再拌入3小匙紅酒醋即可。

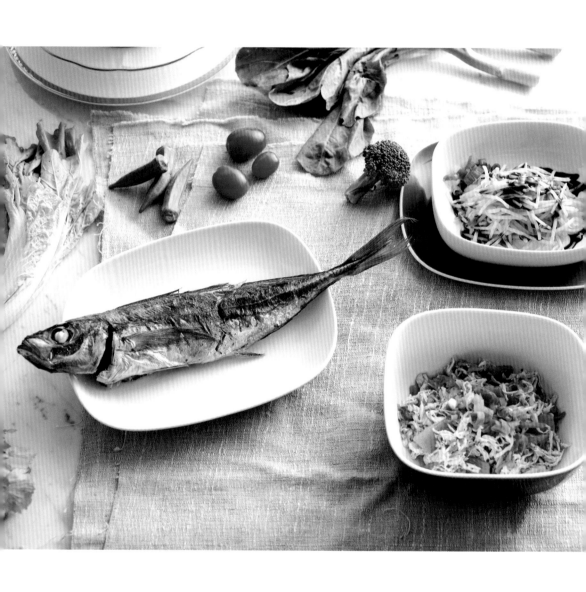

Mon. Tue. Wed. Thu. Fri. Sat. Sun.

Saturday

- **香酥鮮魚**
- **醋香豆芽**
- **泡菜雞絲**

如果可以的話，每天最好都能吃魚，因為魚肉含有人體需要的 omega-3 脂肪酸，像是鯖魚最豐富，另外較平價的秋刀魚也很不錯，可是一般在家料理魚總是很麻煩，除了味道外，還得用不少油才能煎得漂亮，但只要有氣炸鍋就很方便喔！

綠豆能降燥熱，而且隨著發芽的
過程，還會突然增加豆類本身沒
有的維生素 C。

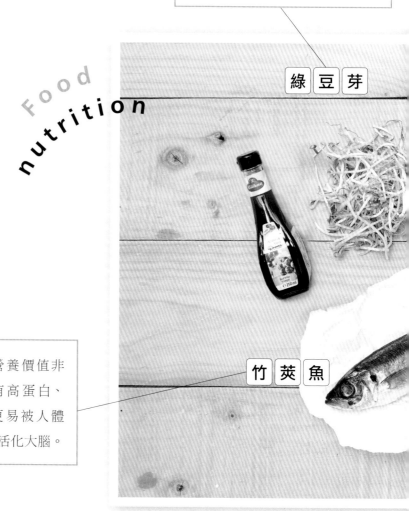

Food

nutrition

綠 豆 芽

竹 莢 魚

竹莢魚的營養價值非
常高，擁有高蛋白、
低脂肪，更易被人體
吸收，還能活化大腦。

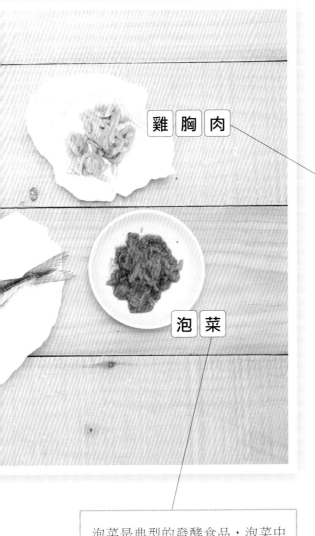

雞胸肉

雞胸肉含優質蛋白質，脂肪含量又少，整隻雞中又以雞胸肉的維他命 B 含量最高。

泡菜

泡菜是典型的發酵食品，泡菜中的辣椒還可促進代謝，阻止體內儲存脂肪。

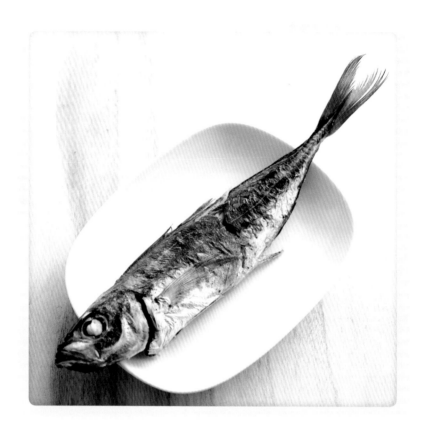

香酥鮮魚

材料 Ingredients

竹莢魚…1尾

鹽…少許

作法 Step

1. 先將飛利浦氣炸鍋預熱 3 分鐘。將處理過的竹莢魚擦乾，抹上一點點薄鹽，放置在煎烤盤上，以 180 度烘烤 10 分鐘，取出即可。

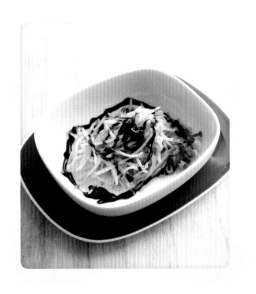

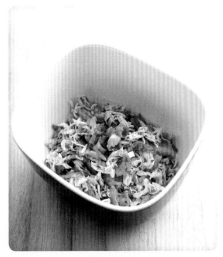

醋香豆芽

材料 Ingredients

綠豆芽…半盒

紅酒醋…2 小匙

作法 Step

1. 先將綠豆芽去頭尾後，清洗乾淨，入滾水蓋上鍋蓋去除土豆味，大約 10 秒即可撈起沖冷水，可維持豆芽的清脆口感。

2. 盛盤後淋上紅酒醋，再裝點適量蔥花即可。

泡菜雞絲

材料 Ingredients

雞胸肉…1 副　　雞蛋（取蛋白）…1 顆

泡菜…適量　　鹽…少許

作法 Step

1. 先將雞胸肉用叉子戳一些小孔，放入加入蛋白及少許鹽的碗中簡單揉捏一下，放個 10 分鐘，雞胸肉的口感即可軟嫩不柴。之後再入滾水中煮熟後撈起，用竹籤插入，如果無血水冒出就是熟透了，待涼，撕成易入口的雞絲。

2. 將泡菜加入雞絲內拌一拌，再灑少許蔥花即可。

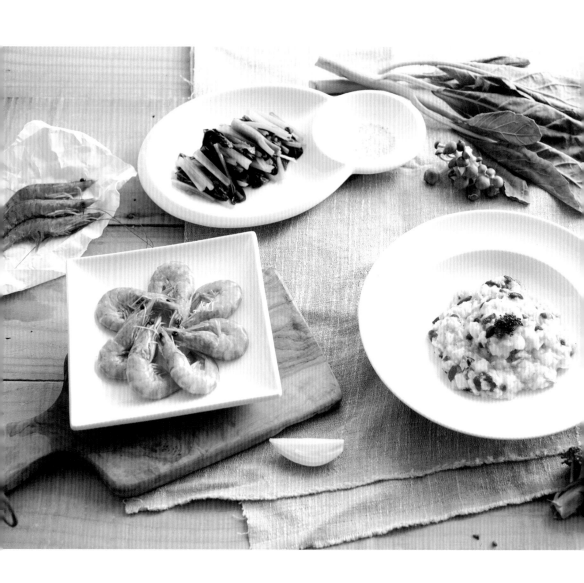

Sunday

- 山藥蚵仔粥
- 蒜味鮮蝦
- 鮮綠雙蔬

已經是 Day 7 囉！雖然是瘦身餐，但老師可沒讓你餓著吧！愛吃澱粉的民族，最後一天一定想來點白米飯，所以今天的主餐將帶來養生的鹹粥品，搭配澎湃的鮮蝦及翠綠青菜，營養仍然相當均衡喔！而且使用智慧萬用鍋，煮粥超快速。

草蝦中含有一種牛磺酸的物質，它能降低膽固醇，鋅、鐵則可以強化心臟。

Food
nutrition

白 蘿 蔔

牡 蠣

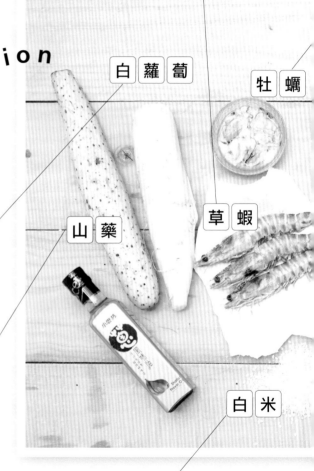

白蘿蔔含有豐富維生素C與微量鋅，可加強人體免疫功能，膳食纖維更是豐富。

山 藥

草 蝦

山藥含有蛋白質 2.4 克是甘藷的 2 倍，而脂質含量卻為甘藷的一半，不易發胖。

白 米

白米的維生素 B1 可幫助醣類代謝，維生素 E 能抗氧化，膳食纖維還能促進消化。

牡蠣為低油、低膽固醇，且營養價值高的海產食物，又被稱為海洋中的牛奶。

芥蘭名列「防癌」蔬菜之一，鈣質也非常豐富，還能攝取葉黃素，有助眼睛保健。

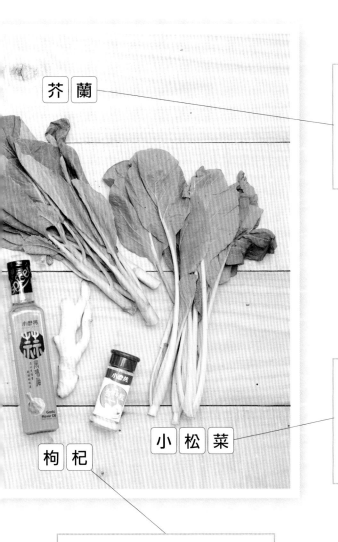

芥蘭

枸杞

小松菜

小松菜也稱為日本油菜，鈣質比牛奶多2倍，是營養師最推薦的營養美膚蔬菜。

枸杞具抑制脂肪肝的效果，含有甜菜鹼、多醣、胡蘿蔔素、鈣、鐵、鋅等營養素。

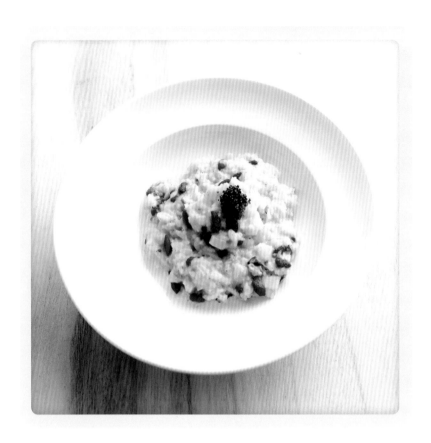

山藥蚵仔粥

材料 Ingredients

白米…1 杯

山藥…50g

白蘿蔔…50g

牡蠣…少許

水…1400cc

小磨坊 蔥風味油…適量

小磨坊 白胡椒粉…少許

作法 Step

1. 先將枸杞、牡蠣洗淨，山藥、白蘿蔔切小塊，將所有材料置入飛利浦智慧萬用鍋中，加入1400cc 的水，蓋起鍋蓋，設定煮粥模式並按下開始烹飪鍵。

2. 山藥枸杞蚵仔粥完成後，再加入蔥風味油及白胡椒粉調味。

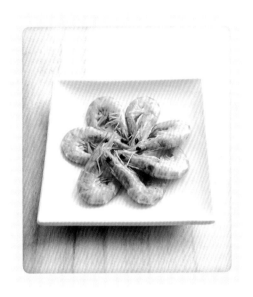
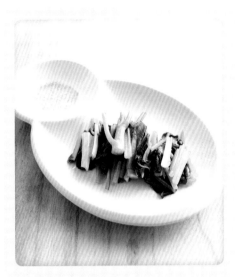

蒜味鮮蝦

材料 Ingredients

草蝦⋯7 尾

小磨坊 蒜風味油⋯適量

作法 Step

1. 將草蝦背部的蝦腸先去除後清洗
乾淨,下滾水中煮熟起鍋即可,
蝦肉可搭配蒜風味油。

鮮綠雙蔬

材料 Ingredients

小松菜⋯1 束

芥蘭⋯1 束

嫩薑⋯少許

小磨坊 香蒜粒⋯適量

作法 Step

1. 水中加入少許的鹽及油,可去除
青菜的澀還能保青。先將小松菜
及芥蘭的莖部下鍋約 1 分鐘,再
整束放入,加上切絲的嫩薑,汆
燙約 30 秒即可撈起,放涼後切
段,搭配香蒜粒。

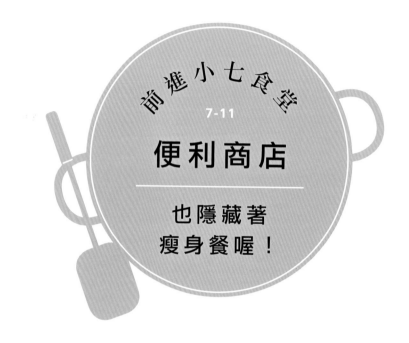

前進小七食堂

7-11

便利商店

也隱藏著
瘦身餐喔！

不方便下廚的外食 Time，或晚上安排了聚餐時，就可以到我們的好鄰居家（便利商店）來挑選營養又低熱量的便利美食當午餐，可搭配麵包加沙拉，或是飯糰加沙拉都很不錯喔！飲料的部分也不能輕忽，無糖茶及豆漿也很不錯！

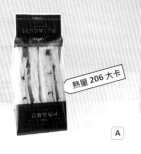
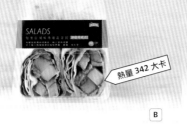
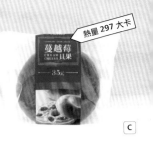

熱量 206 大卡

熱量 342 大卡

熱量 297 大卡

A

B

C

+ 輕 + 食 + 麵 + 包 + 區 +

A. 青醬雙起司三明治

嚴選荷蘭高達起司與英國紅切達起司，另外還搭配了低脂肪的雞胸肉、番茄切片，再抹上開胃的青醬美乃滋及黑胡椒粒，就像一盤迷你法國料理。

B. 紐奧良風味烤雞蔬菜捲

墨西哥餅皮捲入蘿蔓、美生菜，搭配墨西哥醬及紐奧良風味烤雞，方便讓你沙拉帶著走。

C. 蔓越莓貝果

蔓越莓搭配美國進口 cream cheese，再撒上蔓越莓果乾，酸甜冰涼好滋味。

建議搭配組合

 青醬雙起司三明治 ＋ 一日野菜‧農夫十蔬 ＋ 茶裏王濃韻日式無糖綠茶

 紐奧良風味烤雞蔬菜捲 ＋ 統一陽光低糖高纖豆漿

 蔓越莓貝果 ＋ 四季果物‧多果纖活 ＋ LP33 機能優酪乳

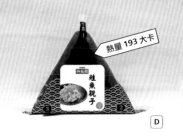 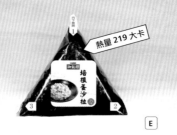 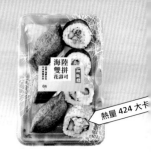

熱量 193 大卡　　　熱量 219 大卡　　　熱量 424 大卡

D　　　　　E

✛ 輕 ✛ 食 ✛ 飯 ✛ 糰 ✛ 區 ✛

D. 鮭魚親子飯糰

使用富含油脂的『智利銀鮭』與『阿拉斯加鮭魚卵』兩種高檔的食材整體搭配，適口性最佳。

E. 培根蛋沙拉飯糰

延續多年前熱銷商品，回味復刻版，培根丁拌著黑胡椒粒，烘烤提香，搭配日本美乃滋及石安牧場溏心蛋、白煮蛋，口感更好吃。

F. 海陸雙拼壽司

海：日本直輸海鮮沙拉，些微芥末更清爽開胃。

陸：超人氣口味，肉鬆海苔經典組合。

黑糖豆皮壽司：日本直輸黑糖豆皮壽司，濃郁豆皮味及黑糖香。

 建議搭配組合

 鮭魚親子飯糰　＋　 一日野菜・農夫十蔬　＋　 茶裏王青心無糖綠茶

 培根蛋沙拉飯糰　＋　 一日野菜・凱薩沙拉　＋　 CITY CAFE 冰美式咖啡

 海陸雙拼壽司　＋　 茶裏王濃韻烏龍茶

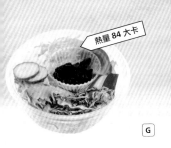

熱量 84 大卡

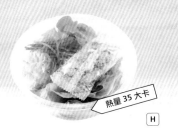

熱量 35 大卡

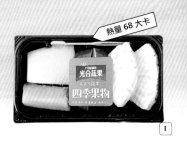

熱量 68 大卡

G　　H　　I

＋輕＋食＋沙＋拉＋水＋果＋區＋

G. 一日野菜 · 農夫十蔬

一次可吃到多位農夫用心栽種的 10 種蔬菜，包含超大葡萄乾與蜜蘋果，滿足 1/2 蔬菜攝取量！

H. 一日野菜 · 凱薩沙拉

標竿美式沙拉暢銷品，搭配蘿蔓、美生菜及麵包丁，蔬菜也能很飽足。

I. 四季果物 · 多果纖活

採用國產香甜多汁的春蜜鳳梨 (台農 17 號)，搭配紐西蘭進口清脆鮮甜的富士蘋果，以及國產多汁可口的木瓜、洋香瓜。整體色彩繽紛多彩，吃巧又吃飽。

建議搭配組合

 一日野菜 · 農夫十蔬 ＋ 青醬雙起司三明治 ＋ Uni Sport 補給飲料

 一日野菜 · 凱薩沙拉 ＋ 培根蛋沙拉飯糰 ＋ 茶裏王青心烏龍茶無糖

 四季果物 · 多果纖活 ＋ 蔓越莓貝果 ＋ LP33 機能優酪乳

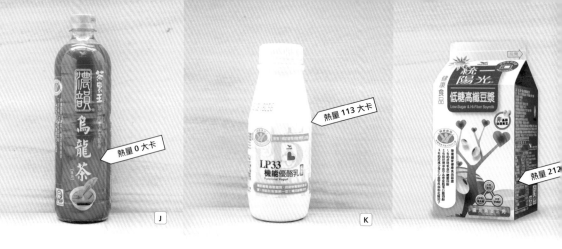

熱量 0 大卡

熱量 113 大卡

熱量 212

J

K

+ 飲 + 料 + 區 +

J. 茶裏王濃韻烏龍茶

茶感濃厚、喉韻深長，是為「濃韻」。遠紅外線焙茶技術，強化煎茶焙烤香氣，日式煎焙茶香濃、茶味甘。入口茶感厚實，焙火綠茶香延續口鼻，濃韻更回甘！

K. LP33 機能優酪乳

LP33 機能優酪乳有助於促進第一型 T 輔助細胞活性，成人每天飲用 LP33 機能優酪乳 465ml，便可輔助調整過敏體質。

L. 統一陽光低糖高纖豆漿

高纖豆漿的膳食纖維可幫助腸道蠕動，促進代謝，有助於降低血中總膽固醇，更有助於增加血中高密度脂蛋白膽固醇。

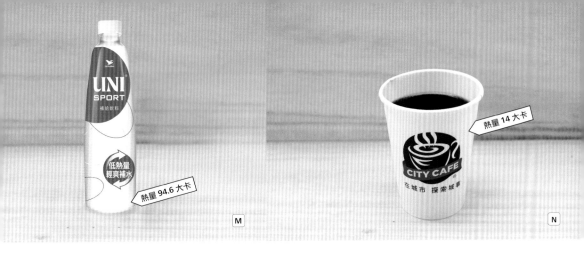

熱量 94.6 大卡

熱量 14 大卡

M

N

M. Uni Sport 補給飲料

繽紛時尚的 Uni Sport 補給飲料，藉由簡約時尚的設計與繽紛的色彩，讓你在運動時展現自我的品味與時尚魅力；而且低熱量的配方設計，更適合你追求完美體態的健康需求。

N. CITY CAFE 冰美式咖啡

冰美式咖啡清涼爽口的微甜口感中，帶著淡淡的煙燻苦味，下喉後讓冰美式咖啡顯得清爽暢快，回味無窮。

CHAPTER 03

做對運動，

少 5 公斤

不靠運動就能瘦的減肥法，大部分都是騙人的口號，因為你一定得靠極端的方法才行，例如斷食減肥法或是吃進不明瘦身藥物等等，最後都一定會搞壞身體，**真正要瘦下來還是得透過運動來增加身體的代謝力，這樣才能瘦得健康，而且代謝力好百病不侵擾。**

但是，你一定會想說：「我就是不想動啊！」，明川老師聽到了大家的心聲，加上我本身也是懶人一枚，所以替大家找出最方便、最有效的運動方式就是我的責任，只要跟著我做這些運動，就能瘦！瘦！瘦！做對運動並持續進行，一定能讓你少 5 公斤甚至更多。

在這個章節中，我將運動分為有氧運動、核心運動及拉筋伸展三大類，可依你的需求及體能選擇適合的項目，像有氧運動主要是針對熱身及提升心肺功能，核心運動主要是針對局部的肌肉，像是腹肌，拉筋伸展則是讓肌肉有彈性，還可避免運動傷害。

還為大家設計了可以跟另一半或好朋友一起進行的**雙人核心運動**，降低核心運動的困難度，也增加了運動的樂趣。另外還有可以在家簡單進行的小資 15 分鐘運動，每天只要 15 分鐘，體能就可以有所改變。接下來明川老師將針對每一項運動，以分解動作的圖片方式呈現，輔以說明文字，讓身體動起來，除了能瘦，還能享受到運動後的暢快感，運動是會讓人上癮的喔！

有氧運動
Aerobic exercise

有氧運動又稱為有氧訓練、需氧運動，大多被運用在減輕體重的需求上，因為它除了可以熱身，提高人體的耐力質數，還能提升心肺功能，達到燃脂的效果，每個人的強度雖然不同，但**時間一定要達到 15 分鐘甚至 40 分鐘以上才會有效果。**

A. 划船機

划船機是全身性的運動，也算是暖身運動的一種，一般建議先從1000 公尺的距離開始，再慢慢增加距離跟強度，或是設定卡路里的消耗量等，腳底先踩在踏板中間，手抓起握把開始進行，腳推、手拉、拉的時候要吐氣，放的時候就吸氣，利用這個律動啟動身體、提高心肺功能。

要成功減肥就要先學會呼吸，划船機就非常適合訓練呼吸。

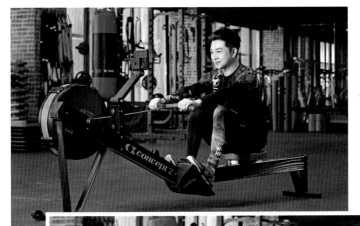

Step
1

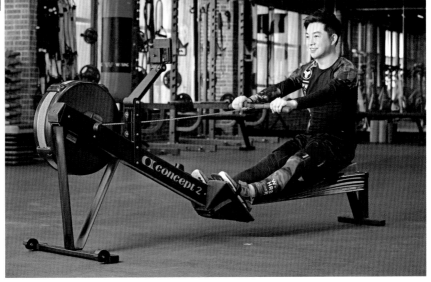

Step
2

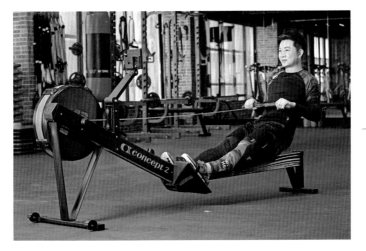

Step
3

B. 拳擊

在做拳擊運動時，上半身掌管出拳變化，下半身則掌管腳步移動，所以全身都可以動起來，除了能提升心肺功能，甚至還能提高反應力及專注力。

以下半身腰臀旋轉將力量傳遞至上半身，出拳 20 下，腿部也側踢 20 下，左右交替隨性進行，以自己的體能持續約 5-10 分鐘。

當然家裡沒有沙包就直接揮空拳練習，保證 10 分鐘就讓你滿身大汗。

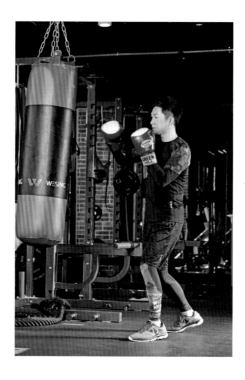

Step
1

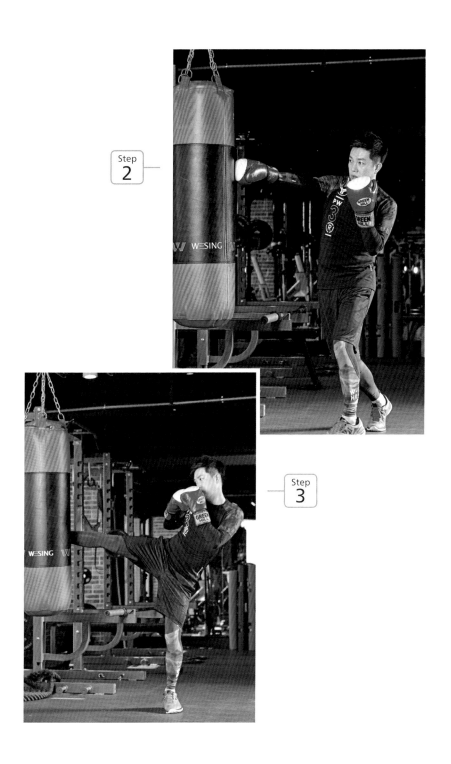

Step
2

Step
3

C. 壺鈴

壺鈴分別有 8 公斤到 16 公斤等不同重量，是非常安全的全身性運動道具，壺鈴運動的重點是以正確的姿態與動作持續進行，並提升肌力與肌耐力。

1. 芭蕾深蹲（Squat）

可運動到大腿內側及臀部。雙腿張開寬於肩膀，背部打直，臀部重心往後，雙手掌心緊握壺鈴，利用站直的力量將壺鈴提起，這個動作可以讓大腿更緊實。

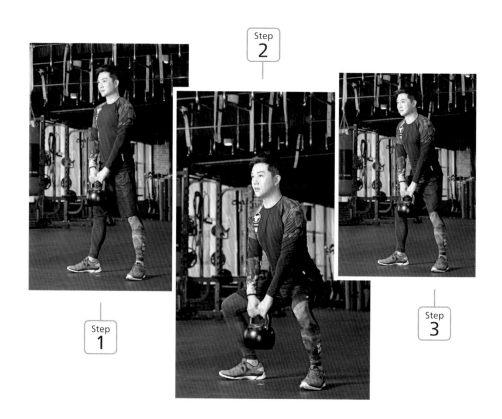

Step 1

Step 2

Step 3

$2.$ 蜜桃搖擺（Swing）

雙腿張開稍寬於肩，膝蓋微彎，背部打直，臀部重心往後，雙手掌心緊握壺鈴，臀部發力，壺鈴順勢高舉，這個動作可以訓練到臀部的線條跟緊實度。

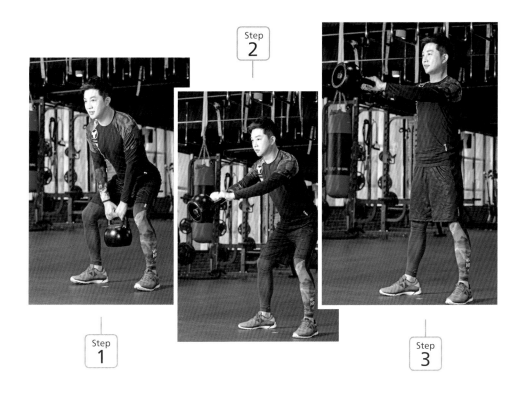

Step 2

Step 1

Step 3

絕對不要盲目追求壺鈴的重量，而且不能使用蠻力，姿勢一定要正確，最好是經過專業教練指導過後才使用。

D. 跳繩

跳繩對於膝蓋的衝擊力相對比較小，只要掌握技巧，用腳底的前端著地即可，而且跳繩不但能強化心肺功能，還能運動到身體各部位主要的肌肉，是一個隨時隨地、不會受到外在因素影響就能動起來的運動。

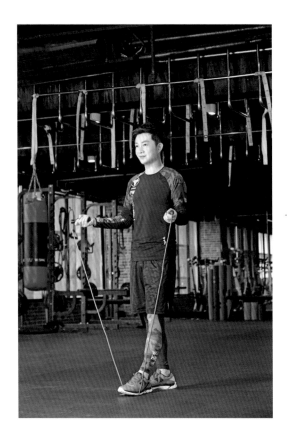

Step
1

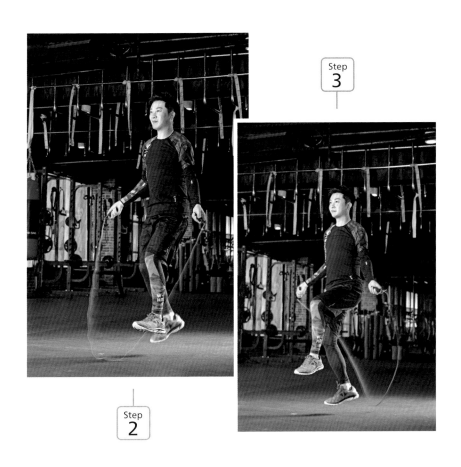

Step
3

Step
2

剛開始時先計時 1 分鐘，先輕鬆舒服的達成目標即可，接著再慢慢進階到 5 分鐘，跳繩是全身性的運動，手跟腳都可運用，單腳交替跳或雙腳跳皆可。

Point

跳繩時千萬別憋氣，會有缺氧問題，熱身運動也不宜超過 5 分鐘。飯前 30 分鐘跟飯後 1 小時都不建議跳繩。

E. 登階三部曲（Square-Stepping）

Step 是一個低衝擊的運動，可隨著音樂來搭配運動，還可運用階梯的正面及側面改變運動內容，高度也可依身高調整，動作接近舞蹈的感覺。

1. 上下　　階梯橫擺

先距離階梯一個腳掌的距離。左腳往上踩滿踏板，右腳也往上踩，左腳下，右腳下，接著換右腳往上踩滿踏板，左腳也往上踩，右腳下，左腳下，如此左右交換進行 1 分鐘，啟動大腿的肌肉，像是運動前的暖機。

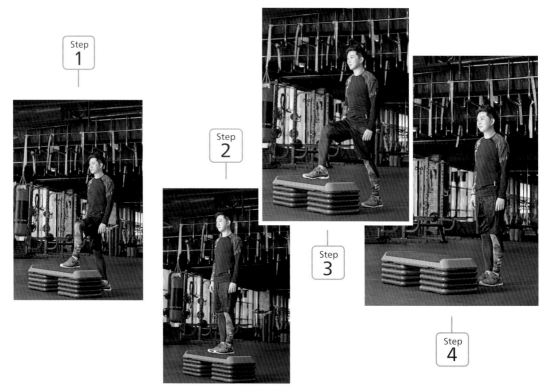

Step 1
Step 2
Step 3
Step 4

2. 側跳　　階梯橫擺

可幫助下半身做熱身。右腳跨上踏板，左腳上跳與右腳並攏，右腳下，側並步除了可訓練大腿肌力，還可訓練敏捷性。左右來回進行 1 分鐘，強度更高的運動鑰匙，更是訓練大腿肌群的好方法。

Step
1

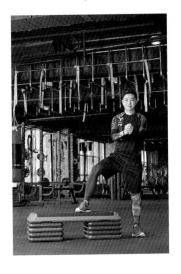

Step
2

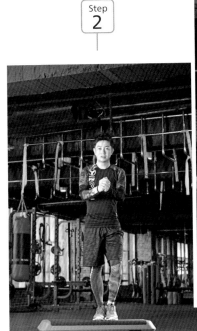

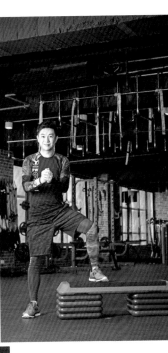

Step
3

3. 側踏　　階梯直擺

方式如同 1.正上下，只是改成側踏。左腳往上踩滿踏板，右腳也往上踩，左腳下，右腳下，接著換右腳往上踩滿踏板，左腳也往上踩，右腳下，左腳下，如此左右交換進行 1 分鐘，除了肌力的訓練之外，還能增進自身敏捷性。

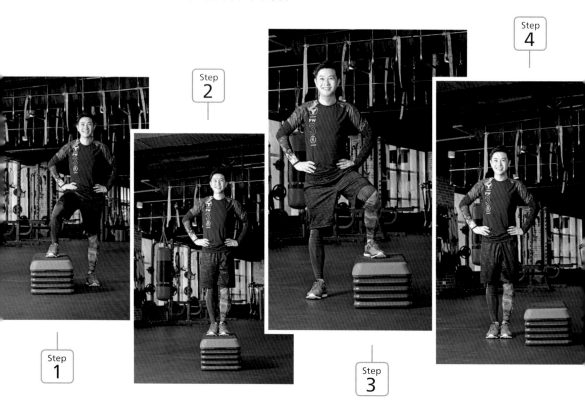

Step 1

Step 2

Step 3

Step 4

Point ! 階梯可調整高度，如果以自家工具代替，階梯的最佳高度位置是在膝蓋下緣處，因為這樣的高度最能上手，進而培養成運動習慣。

核心運動
Core exercise

核心運動為核心肌的訓練，加強核心肌的健康，不但能夠保護脊椎，減緩現代人最常發生的腰酸問題，在做其他運動時也可以更有效率，讓力量的傳導更順暢，提升生活品質，像大家追求的馬甲線、川字肌都需要核心運動的幫忙。

A. TRX 懸吊訓練

將自己交給一條繩索，進行全身抗阻力的訓練，藉由繩索將部分身體懸吊起來做訓練，因為過程中需要靠自身來穩定，所以可迫使全身核心參與，並強化肌力。

1. TRX 腿後

躺下，雙手手心朝下平放，雙腳放鬆伸直勾於繩索中。將臀部抬起，雙腿勾起繩索，腳後跟向臀部拉近，伸直勾起一組做 20 下，有效提升大腿根部的肌力，進而幫助提臀效果。

Step
1

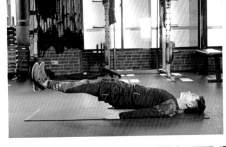

Step
2

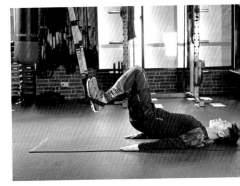

2.TRX 捲腹

主要是練核心。趴於地板雙手撐住上半身，腳背放鬆伸直勾於繩索中，肚子收，施力將雙腿往腹部位置勾起，伸直勾起一組做 20 下，核心的最終極目標就是要有漂亮的線條，這就是線條的來源。

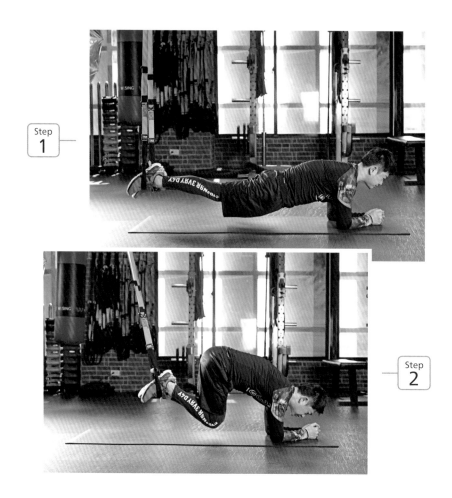

Step 1

Step 2

3. TRX 深蹲

雙手輕握繩索，雙腳打開與髖同寬，拉住繩索讓身體向下坐，上下一組做 20 下，這是現在最入門的 TRX 訓練，幫助啟動你失靈已久的臀部肌肉。

Step
1

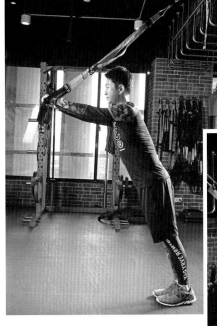

Step
2

4. TRX 手臂拉舉

雙手緊握繩索，身體往後倒，手伸直再往上拉，前後一組做 20 下，主要是訓練上背肌群，讓你告別虎背熊腰的封號。

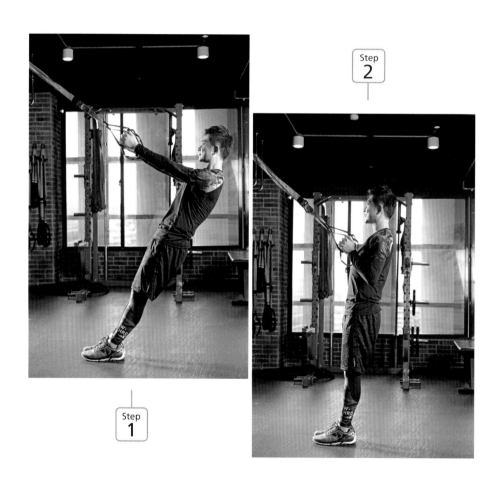

Step
2

Step
1

5.TRX 手臂彎舉

雙手緊握繩，往握把的方向靠近，再推回，可訓練蝴蝶袖，拉緊放鬆一組做 20 下，另外要特別提醒為了增加穩定性，過程中不可憋氣並能同時啟動核心。

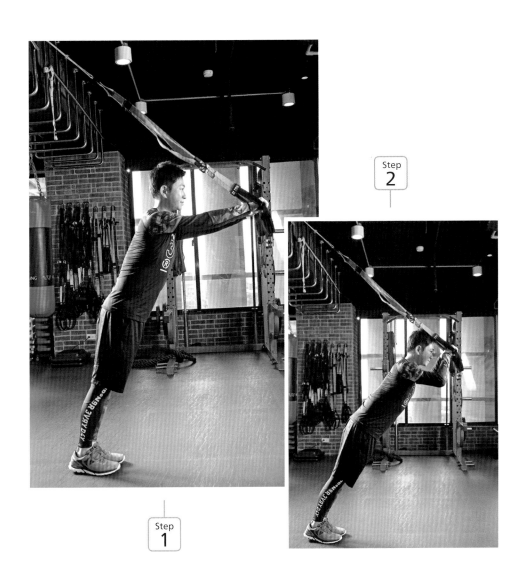

Step
2

Step
1

B. 平板式

平板式是一種易上手的穩定度訓練，可加強核心肌肉及脊椎的穩定度，也能讓體態端正，而且只要有一塊空地就可以操作。

1. 基本

先趴在地板採肘撐的動作，肩膀要在手肘的正上方呈直線，收起下巴，臀部抬高雙腳尖墊起。以這樣的動作維持 30 秒，休息一下再進行，約 3 ～ 4 次，這是徒手訓練當中最入門也是最熱門的。

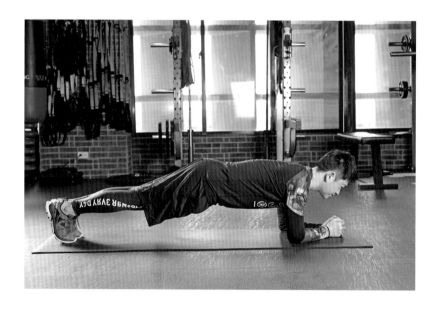

2. 登山者

趴地，雙手張開稍寬於肩，臀部抬高，右腳膝蓋盡量往胸口拉進，像在攀岩或登山一樣的感覺，但肩膀不要弓起。以這樣的動作左右交替，共做 20 組，這是平板式的變化款。

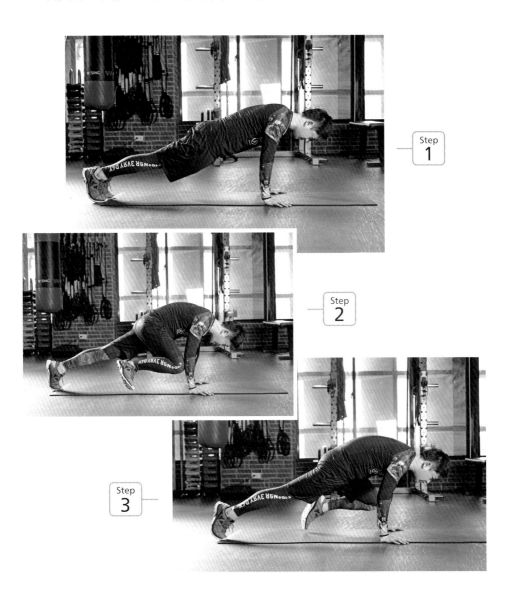

Step 1

Step 2

Step 3

C. 雙人運動

運動本來就需要動力，與另一半一起進行是最棒的動力，可以互相協助，過程中還可以來點小情趣，更增加了運動的樂趣，除了瘦身，還能增進感情！

1. 雙人平板（深情對望）

先趴在地板採肘撐的動作，肩膀要在手肘的正上方呈直線，臀部抬高雙腳尖墊起，收起下巴並近距離看著對方，以這樣的動作維持 30 秒，休息一下再進行，約 3 ～ 4 次。可換另一方做同樣動作。

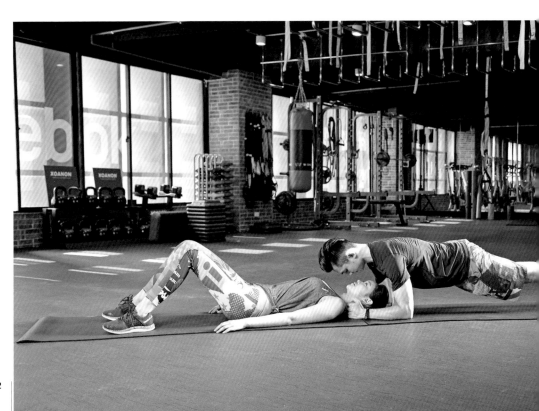

2. 雙人平板（對望加強版）

一方動作同上，另一方於雙腿夾住軟球，腰部盡量平貼地面，雙腳盡量伸直抬起，膝蓋可微彎。以這樣的動作維持 30 秒，休息一下再進行，約 3～4 次。可換另一方做同樣動作。

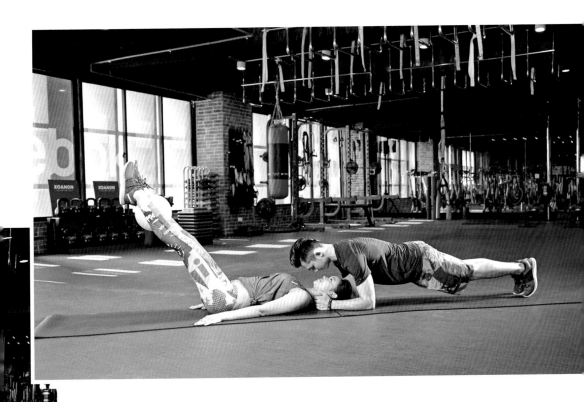

$3.$ 雙人平板（手牽手）

雙人同時進行，先趴在地板採肘撐的動作，肩膀要在手肘的正上方呈直線，臀部抬高雙腳尖墊起，抬起下巴並近距離看著對方，單手肘離地牽手，以這樣的動作維持 30 秒，休息一下再進行，約 3～4 次。

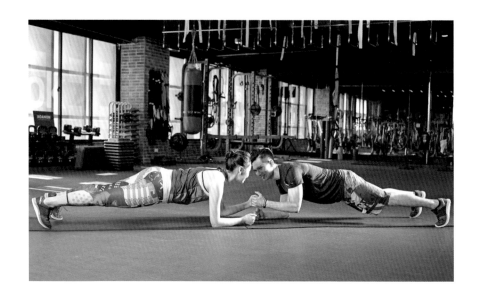

 因為原本的 4 點著地變 3 點著地，會運用更多力氣，可運動到更深層的肌肉。

4. 雙人仰臥起坐（給你親親）

一方先協助壓住雙腿腳踝處並靠近，另一方先躺下，彎曲膝蓋放鬆背肌及脊柱，雙手環抱胸前，腹肌施力起身，以可親吻到對方的距離努力，共進行 20 次，雙方交換進行。

Step
1

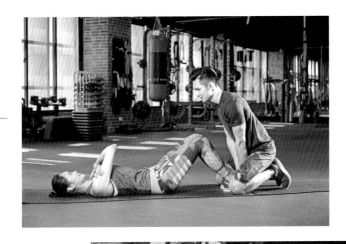

Step
2

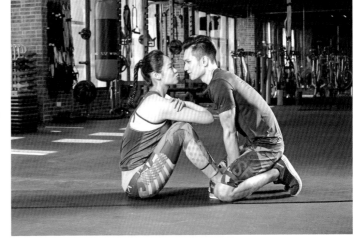

起身時可快一點，但躺下時則故意放慢速度，讓腹部施力的時間長一點。

5. 雙人仰臥起坐 (把愛傳出去)

兩人一起坐在地板，腳踝處並排並彎曲膝蓋，然後握住雙手，互相輔助對方進行仰臥起坐，左右一組共 20 下。雖然感覺比較輕鬆，但一樣可以運動到腹肌及臀肌。

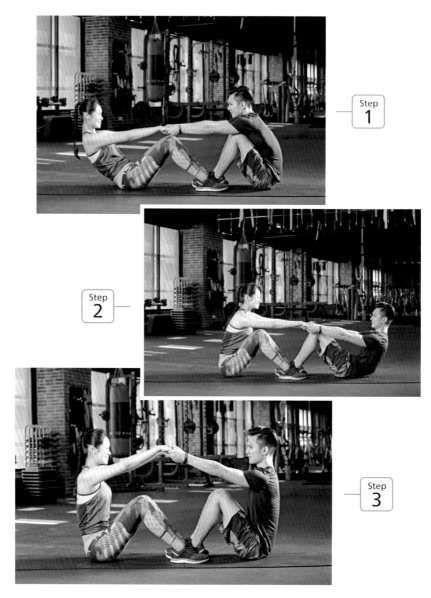

6. 雙人仰臥起坐（心心相印）

平躺，雙人腳後跟對腳後跟，雙手環抱於胸前進行仰臥起坐，身體上抬角度小，可壓縮腹部肌肉（捲腹運動）。然後腳跟交錯變成腳愛心讓下半身有點微側，可進行側捲腹運動。共進行 20 次。

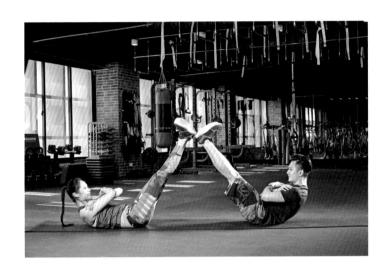

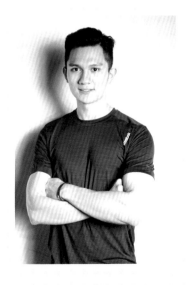

Special Thanks

輕適能 體適能管理師

吳育豪 Nick

「運動是能量的來源！」

FISAF 合格體適能指導員
Crossfit L1 合格認證
TRX-STC 懸吊訓練 認證訓練師
TRX-GSTC 懸吊訓練 認證訓練師
Square-Stepping Exerciseg 日本方塊踏步指導員
美國 IHP 八方系統彈力繩認證訓練

拉筋伸展
Stretching

主要是讓肌肉更有彈性，肌肉太緊繃在運動時易受傷，隔天還可能全身痠痛，但伸展程度可依個人身體柔軟度判斷，不要太勉強，並搭配呼吸頻率進行。

A. 腿部三式

運動後進行伸展時肌肉要放鬆，讓肌肉有輕微的拉動感，深呼吸有助於讓肌肉更放鬆，也能有助於腿部線條的完美。

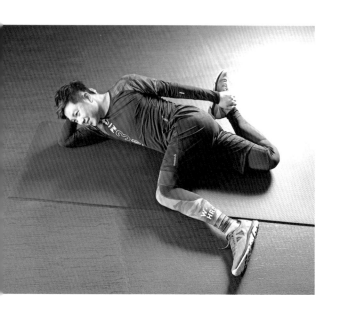

1. 臥佛

側躺，以右手撐頭，左腿彎曲膝蓋往前，以左手抓住右腿腳踝並往後拉，可深展大腿前側的大肌肉，也就是股四頭肌。動作維持 8-10 個深呼吸。完成動作 2、3 後，再換另一邊進行一次。

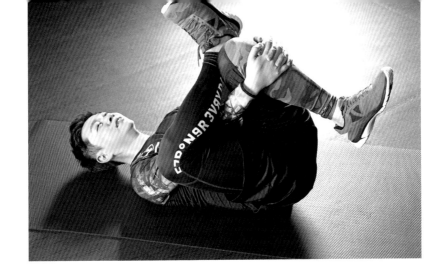

2. 屈膝

可伸展臀部跟大腿後側肌肉。躺下，雙手抱住左小腿，右腳放在左腿膝蓋位置，以雙手的力量將左腿拉近至胸口。動作維持 8-10 個深呼吸。完成動作之後，再換另一邊進行一次。

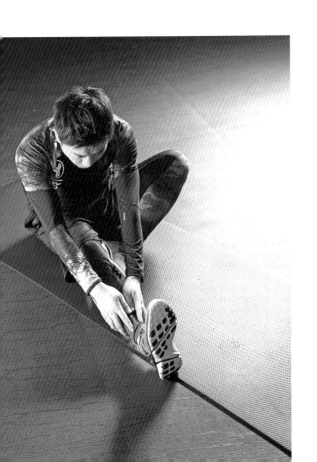

3. 坐姿

可伸展到雙腿後側肌肉。坐於地面，雙手伸直，上半身下壓，雙手盡量往腳尖方向伸直。動作維持 8-10 個深呼吸。

B. 小腿三式

可搭配泡棉材質按摩滾輪一起放鬆小腿肌肉，因為小腿都是肌肉組成，靠拉筋可以讓小腿回到理想樣貌，擺脫不能穿漂亮靴子的蘿蔔腿型。

1. 小腿滾輪

將小腿放於按摩滾輪上，定點加壓小腿肚，放鬆小腿肌肉，並抬起臀部，上下一回合共進行 8-10 次。

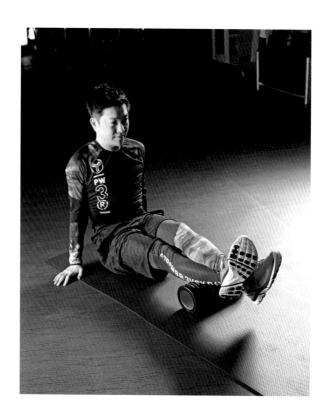

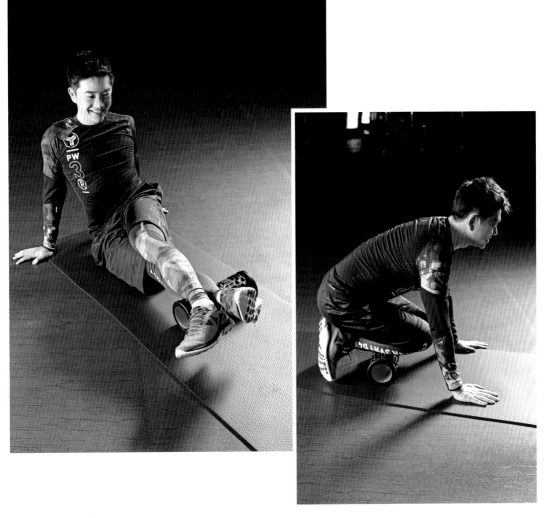

2. 小腿旋轉加壓

雙手撐地，將小腿放於按摩滾輪上，左右旋轉加壓，還可以調整滾輪位置，讓小腿的每一段肌肉都能放鬆到。（圖左）

3. 小腿跪姿加壓

主要是放鬆小腿的脛前肌，雙手撐地，跪姿背挺直，右腳下左腳上交叉跪於滾輪上，臀部坐下加壓，身體偏側，腳尖要離地，左右旋轉。動作維持 8-10 個深呼吸。（圖右）

C. 腰部三式

腰部運動可運動到骨盆及下背肌群。現代人久坐、少運動、老化，常會有下背疼痛問題，腰部三式也能幫助減緩。以下動作都先做完右邊，再做左邊。

1. 弓步扶膝

左腳往前踩並往前推，另一腳放輕鬆，雙手輕碰膝蓋或插腰，可伸展髂腰肌。動作維持 8-10 個深呼吸。

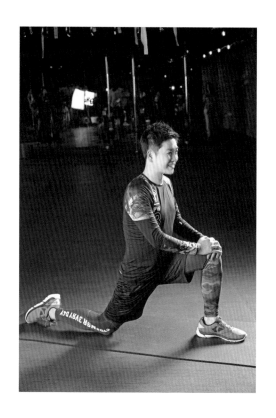

2. 弓步高舉

採同樣姿勢，將雙手舉高，並盡量的往上延伸，這樣可以增加伸展深度。動作維持 8-10 個深呼吸。（圖左）

3. 弓步側倒

採同樣姿勢，將雙手舉高，右腳踩弓步就往右邊側倒，可同時伸展腰側肌肉。動作維持 8-10 個深呼吸。（圖右）

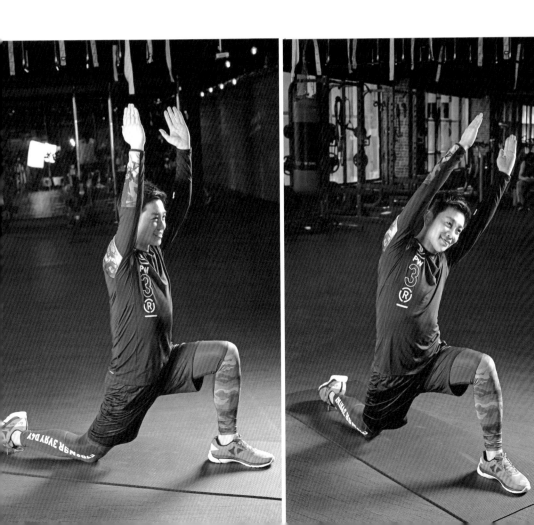

D. 上肢三式

上肢伸展運動就如同腿部伸展，不但可塑造更完美的肌肉線條，更重要的是現代人的肩頸緊繃問題也能獲得改善。每個動作都只要做靜態的伸展。以下動作都先做完右邊再做左邊。

1. 肩頸

以右手手指扶住頭部的左耳上方，輕輕幫助頭部往下壓，不要刻意用力。動作維持 8-10 個深呼吸。

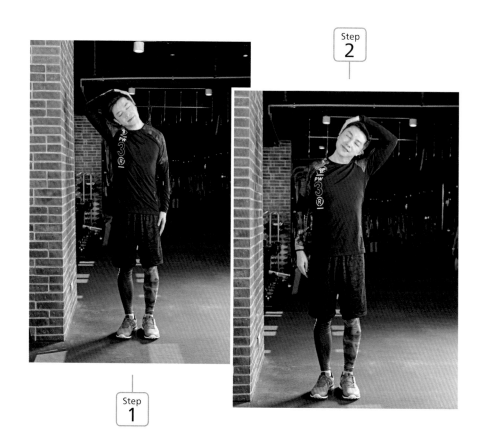

Step 2

Step 1

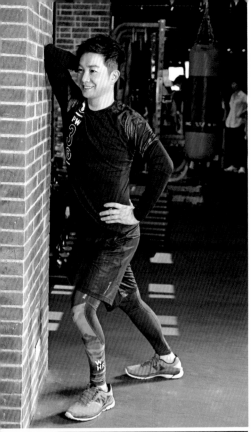

2. 肘咚

手肘靠牆，身體往前延伸，腳步正常踩即可，可伸展到肱三頭肌及解決蝴蝶袖問題。動作維持 8-10 個深呼吸。

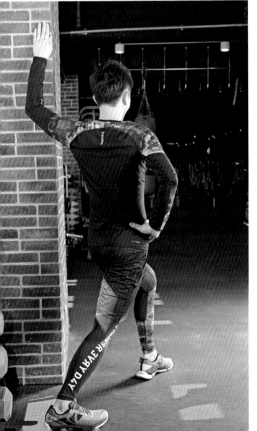

3. ∟手

以左手掌整個扶住牆面，身體往右擴展，可伸展胸肌部位。動作維持 8-10 個深呼吸。

E. 後背三式

脊柱兩側的肌群，從身體兩側的肋骨架開始一直到骨盆，主要是提供脊柱左右兩側平衡且良好的支撐力。

1. 趴式

雙手往前延伸，臀部往後坐，伸展背部，有點像貓在伸懶腰的動作。動作維持 8-10 個深呼吸。

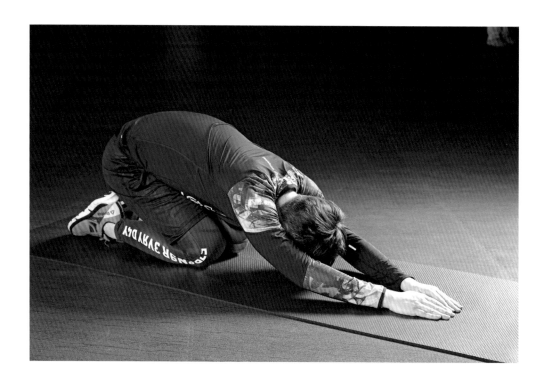

2. 鐘擺

平躺，雙手掌心朝下，雙腳弓起呈 L 型，並左右擺動。持續動作 8-10 個深呼吸。

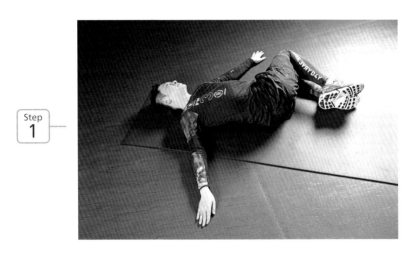

Step 1

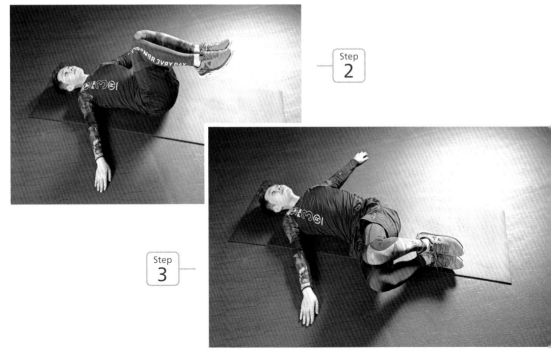

Step 2

Step 3

3. 滾輪

平躺，雙手抱住雙腳小腿，將整個人屈膝成球狀，然後放輕鬆前後擺動，不要聳肩。持續動作 8-10 個深呼吸。

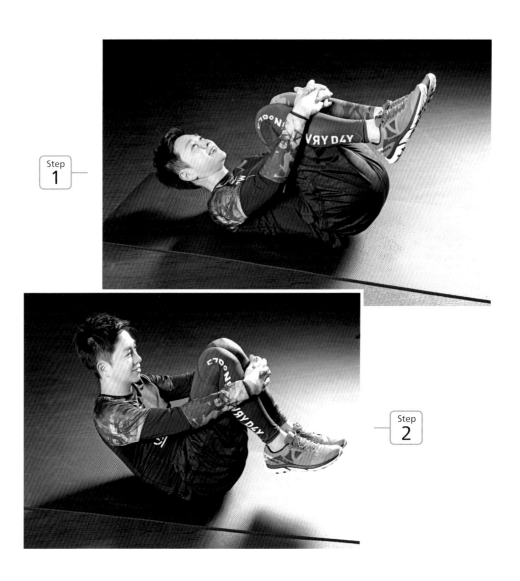

Step
1

Step
2

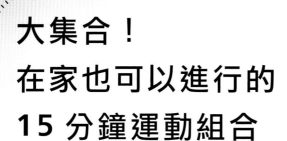

大集合！
在家也可以進行的
15 分鐘運動組合

有氧

核心

伸展 3 合 1

我才不要蜜大腿
階梯三式＋深蹲＋伸展＝15分鐘

1. 階梯三式

以家中的板凳來練習，正上下、側跳、側踏。

正面上下：

先距離板凳一個腳掌的距離。左腳往上踩滿板凳，右腳也往上踩，左腳下，右腳下。
接著換右腳往上踩滿板凳，左腳也往上踩，右腳下，左腳下，如此左右交換進行1分鐘。

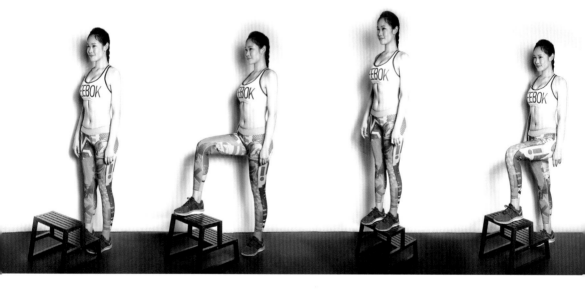

側跳：

右腳跨上板凳，左腳上跳與右腳並攏，右腳下，
左右來回進行 1 分鐘。

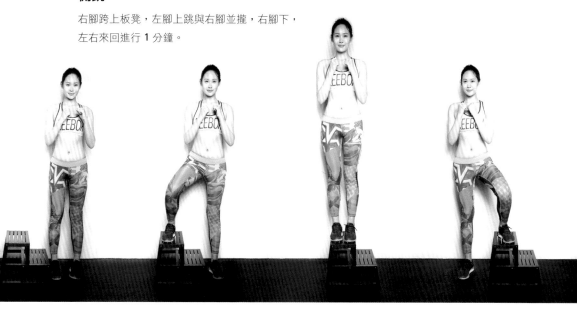

側踏：

右腳往上踩滿板凳，左腳也往上踩，右腳下，左腳下，接著換左腳往上踩滿板凳，
右腳也往上踩，左腳下，右腳下，如此左右交換進行 1 分鐘。

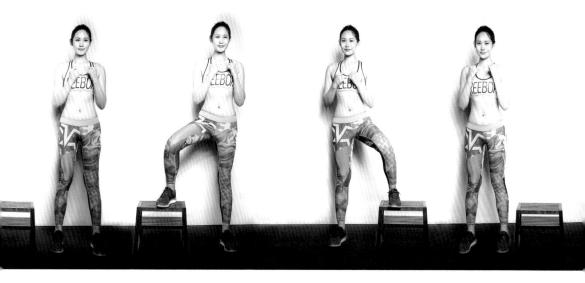

 Point

自家板凳高度，以腳掌踩上階梯的高度，需與膝蓋呈 90
度直角為最佳高度。

2. 深蹲

可運動到大腿內側及臀部。雙腿張開稍寬於肩，膝蓋微彎，背部打直，臀部重心往後。

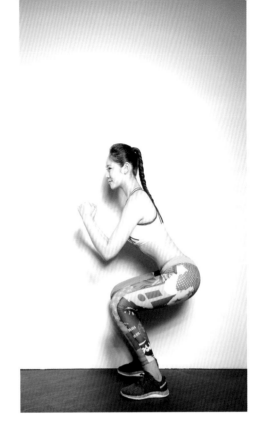

3. 臥佛

側躺，以右手撐頭，左腿彎曲膝蓋往前，以左手抓住右腿腳踝並往後拉，可深展大腿前側的大肌肉，也就是股四頭肌。動作維持8-10個深呼吸，再換另一邊進行一次。

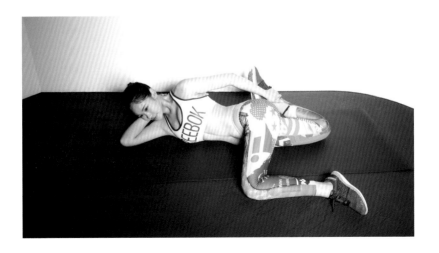

跟蝴蝶袖說掰掰
拳擊＋壺鈴＋肘咚＝15分鐘

1. 拳擊

以下半身腰臀旋轉將力量傳遞至上半身，出拳 20 下，腿部也側踢 20 下，左右交替進行。

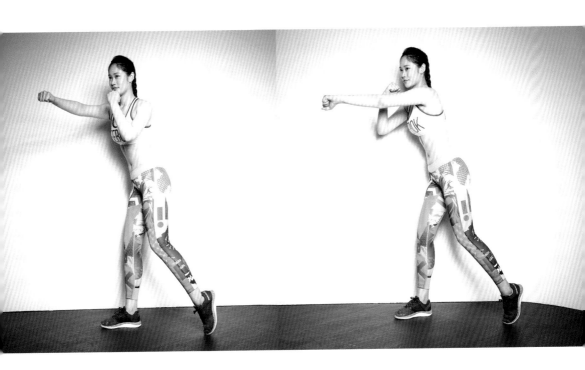

2.壺鈴

以包包代替壺鈴，將包包舉起越過頭部，手肘彎曲將包包輕碰後腦勺，注意上臂盡量往上延伸到最緊實的感覺，以及要用腹部用力維持身體的正中位置。

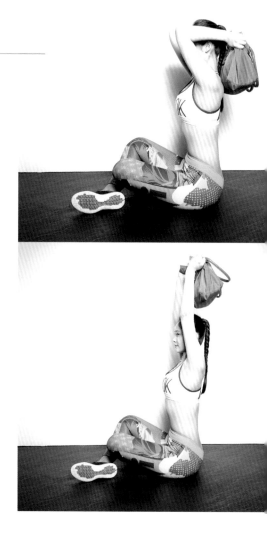

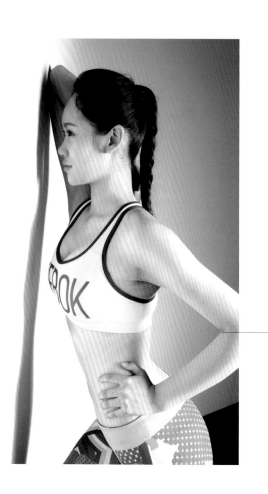

3.肘咚：

手肘靠牆，身體往前延伸，腳步正常踩即可，可伸展到肱三頭肌及解決蝴蝶袖問題。動作維持 8-10 個深呼吸。

讓我告別小腹婆
跳繩＋平板登山者＋弓步高舉＝15分

1. 跳繩

單腳交替跳或雙腳跳皆可。

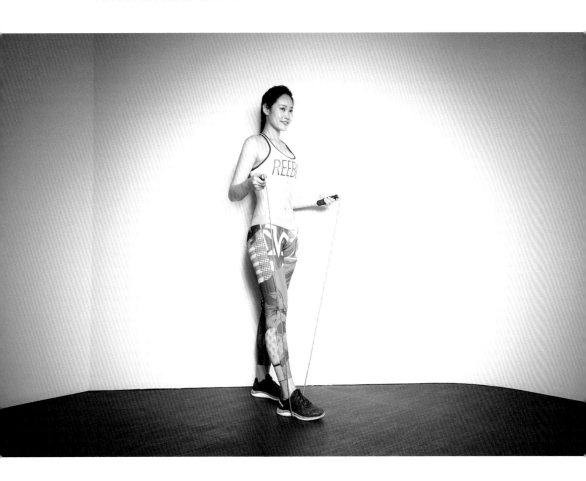

2. 登山者

趴地，雙手張開與肩同寬，臀部抬高，右腳膝蓋盡量向胸口拉近，像在攀岩或登山一樣的感覺，但肩膀不要弓起。以這樣的動作左右交替，共做 20 組。

Step 1

Step 2

Step 3

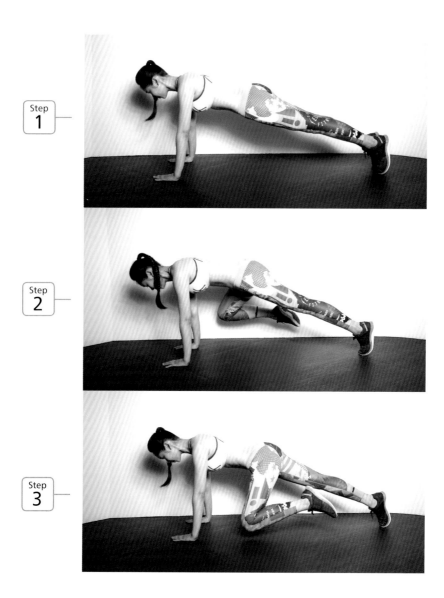

3. 弓步高舉

右腳往前踩並往前推，另一腳
放輕鬆，並盡量的往上延伸，
這樣可以增加伸展深度。動作
維持 8-10 個深呼吸。

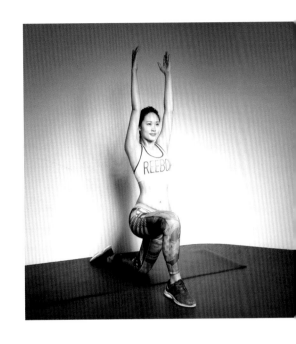

擦對保養品，
讓運動事半功倍！

做完 15 分鐘居家運動組合之後，可別忘了還要幫雙腿擦
上保養品喔！這款 Dr.Q 魔法 43 美腿霜，採用日本專業保
濕水嫩菁華及天山雪蓮賦活因子，不但可重現腿部肌膚光澤
並展現彈力，同時添加來自韓國的三胜肽，讓肌膚充滿膠原活
力。還有神奇的小柔珠，只要搭配按摩把特殊嫩白微粒柔珠推開，就可以釋放其中
包覆的嫩白成分，讓雙腿不僅恢復光澤、增加彈力還有亮白功效，讓運動後的雙腿
不但緊實，再塗抹美腿霜按摩 5~10 分鐘，藉以舒緩肌膚壓力，讓運動與美容事半
功倍！

+ 電波拉皮拯救你的肥胖紋 +

如果你曾經減肥過，而且成功減下來的話，身上或多或少會留下一些我們共同仇恨的老化敵人—皺紋（肥胖紋），如果這些紋路長在穿衣服看不到的部位也就算了，但是，如果在大腿、手臂這些難以遮蓋的部位，就一定要想辦法消滅它了。不然，就算你體態變年輕，身材再標準，那些微微皺在一起的紋路，還是會拖累你的完美狀態啊！

以我自己減肥的例子來說，當體重、體脂降下來，腰圍瘦了一圈，整個人輕盈起來，可是，臉部的皮膚卻也開始變得有點鬆弛，尤其是拍照起來會更顯老。為了解決這個不可逆的事實，我嘗試了電波拉皮的療程，讓我臉部的肌膚變得更緊實。

你知道電波拉皮已經和以前不一樣了嗎？老實說，我是很怕痛的人，尤其要在臉部這麼細緻的肌膚進行療程，一開始我是有些猶豫，但是，為了擁有更緊實、彈性的肌膚，我拼了，意料之外，沒有想像中的痛，只有稍微熱熱的感覺，一點點刺刺的，原來電波拉皮已經不斷升級更新，在 2012 年已經發展到第三代及全新探頭，針對舒適度和能量都有很大的提升。

術後很快就能感覺到效果，整張臉明顯有被拉緊的效果，超有感，而且也不會過度緊繃，產生不自然的感覺。拍照還是做正常的表情，看起來神清氣爽，又超自然，我很滿意這個療程的效果。

後來，食髓知味，我又嘗試了其他部位，這次挑戰更細緻的肌膚部位—手臂內側，做完也是效果很好，很快就察覺出變化，手臂內側的肌膚變得超緊，揮手的時候都不會有蝴蝶袖，針對原本有些鬆鬆的皮膚，改善了很多。

這個療程可以針對你在意的部位，像是有一些減肥後的人，整個人身形變 fit，可是臉的脂肪減少，導致臉部肌膚的皺紋增加，甚至兩頰或眼皮容易下垂。這個時候，電波拉皮絕對是你的救星，它可以幫助抹平皺紋，將整個臉部肌膚收緊，恢復青春的臉龐。誠心推薦大家可以試試看喔！

電波拉皮

這個療程是利用每秒震動約 678 萬次的高頻電流，誘導深層皮膚產生電流，讓皮膚真皮層加熱溫度達到攝氏 65 到 70 度，刺激皮膚的再生反應，誘導膠原蛋白新生。當膠原蛋白增加，肌膚自然水潤 Q 彈，皺紋淡化。此外，這個療程使用的儀器，會有表皮冷卻系統的輔助，提高療程舒適度。

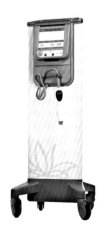

+ 頑強的脂肪，讓立塑減脂來 +

每個減肥過的人一定都知道，當你已經瘦下來，體重下降，體態改變，卻總是會有一兩個部位，是你花了雙倍的力氣對付，還是瘦不下來，脂肪頑強地黏在身上。這種時候，你當然可以將減肥的強度提高再提高，也許就會見效，消滅脂肪。但是，如果你也像我一樣，懶人一枚，覺得減肥適可而止就好，不想把自己逼太緊，那就讓現代無所不能的高科技醫美，來助你一臂之力吧！立塑減脂將會是你擊退脂肪的新選擇。

以前，當我們聽到抽脂，第一個反應一定是「很痛」，而且需要花很多時間復原，甚至會有生命的危險，所以，即便想要嘗試也會被這些強大的訊息阻止。隨著科技的進步，減脂的技術愈來愈高明，立塑無創減脂不但能幫助你消除局部脂肪，而且只需要一次療程，約 1 小時，幾週的時間就能打造完美曲線。

如果你真的很想要快速達到減肥的效果，經濟預算又許可的話，這個無創減脂療程真的可以考慮，以現代的技術來說，造成危險的機率已經是很低很低，也不需要花太多時間復原，

讓你在減肥這條路上，走得比別人更輕鬆。但是，我還是要苦口婆心地勸大家，療程可以做，但是，如果你的飲食習慣還是不改變的話，脂肪馬上就會回來找你囉！

立塑聚焦超音波減脂

這個療程是透過高強度的超音波轉換為熱能的機制，對皮下脂肪細胞進行破壞，而被破壞的細胞會轉化為三酸甘油脂，由人體自然代謝掉；同時還能使皮下組織層的膠原蛋白收縮，使治療部位的肌膚更為緊貼，透過此兩項雙重反應，即能夠以不必動手術的非侵入式安全療程，消除多出來的那一吋脂肪。

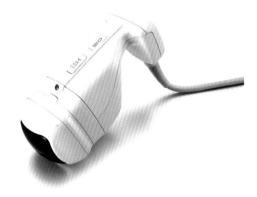

+ 消除水腫的好朋友 +

我時常碰到很多女生跟我說：「老師，為什麼我體重已經降下來了，看起來還是腫腫的？」這個時候，很有可能是水腫的狀況在糾纏你喔！造成水腫的原因各式各樣，包括你的作息不規律、前一天吃了重鹹的食物，或是適逢女生的生理期間……等等。透過運動流汗加速新陳代謝，減少體內多餘的水分，絕對是有效消除水腫的方法。但是，如果你也和我一樣是懶人一枚，有時候就是「能躺就絕對不想動」的人，岩盤浴我個人非常推薦喔！

當你工作了一整天之後，想要洗去全身的疲勞，放鬆水腫的身體，已經沒有多餘的力氣運動的時候，不妨試試岩盤浴喔！岩盤浴是利用許多加熱至 40 度的石頭鋪成一個人可以躺臥的空間，當你躺上去之後，讓身體均勻地接受石頭的熱度，幫助身體緩慢地出汗，代謝掉多餘的水分和毒素。換句話說，你只要躺著不用動，就會自然地出汗，達到運動過後的代謝效果。

熱熱的石頭聽起來好像很燙，躺上去真的沒問題嗎？我幫大家體驗過，真的沒問題，岩盤浴的石頭和整個空間沒有溫泉

或是桑拿那麼高的熱度，而是將溫度維持在 40 度，濕度也維持在 60 到 70%，讓你可以呼吸順暢地進行整個療程，不會因為熱度產生不舒服的感覺，過高的溫度會讓人感覺悶熱不舒服。每次做完岩盤浴，都會有一種神清氣爽的感覺，整個人好像瘦了一圈，這個感覺正是代表體內的廢物和多餘的水分排掉了，肌膚也會變得更緊緻。

我還是會建議大家如果有餘力去運動的話，運動絕對會是你減肥或消水腫最有幫助的方法。但是，偶爾想要偷懶的時候，就可以到岩盤浴去放鬆一下囉！千萬不要因為減肥把自己逼得太緊，偶爾的放鬆，有助於維持你減肥的正向能量。

岩盤浴

利用北投石受熱後會釋放遠紅外線和負離子，散發鐳微量元素的特質，幫助人體活化新陳代謝、排除毒素，提高免疫力和自癒力。除此之外，運用熱度引出的汗水和皮脂混合之後，更能達到護膚的功效。

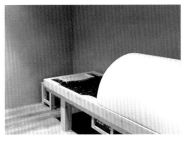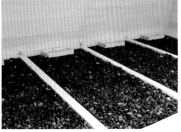

CHAPTER

04

三招必勝

顯瘦穿搭術

善用單色
層次穿搭法

東方人圓身比例多、骨架也相對比較小，再加上中國人飲食口味習慣的關係，導致於很多人的身型都莫名看起來肉肉的，尤其如果肩膀不夠挺、臉型不夠立體，真的就很容易看起來沒有精神，一沒精神就會看起來胖胖的，所以如果要讓自己看起來俐落有型，最簡單的方式就是先從**「單色系」**下手。

利用同色不同深淺或同色不同材質來創造出自然層次效果，有了這樣的層次能讓身形有顯瘦視覺效果，有幾個必勝不敗的色系，像是藍色、黑色等，另外像是橘色跟粉紅色也很容易搭配。「藍色」可以運用牛仔布料，讓硬挺的材質增加整體造型的存在感，「黑色」則是要多用雪紡或針織來讓深色變輕盈，「橘色」是這幾年的熱門色，可以混搭紅色或黃色創造出巧妙的同色搭配，而「粉紅色」可以加入一些圖案的變化讓你看起來更簡單有型。

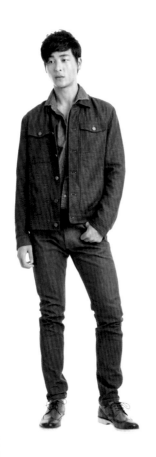
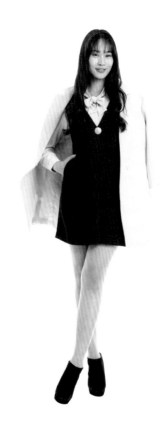

Blue

Man：

三種不同深淺的牛仔藍讓整體造型呈現色塊比例分佈，這樣就能讓身材化有形於無形，讓人根本看不透裡面有幾斤幾兩肉。

Woman：

內搭深色洋裝創造出視覺內移效果，領口立體設計也能巧妙轉移焦點，顯瘦最高招在於放大外輪廓比例，這樣就能讓身體變小。

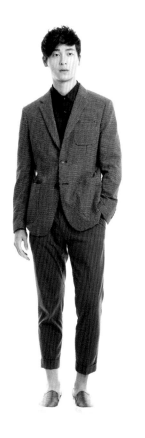
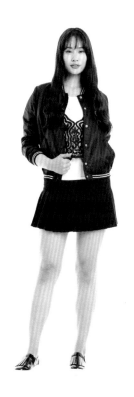

Black

Man：

黑白灰三色是無色彩，靈活
運用這三色搭配法不但顯瘦
又時尚，更不會有流行性跟
季節性的問題，只要特別注
意不要完全一身黑就好，因
為一身黑有時候反而讓身材
原形畢露。

Woman：

同色系不同布料的搭配法，
重點在利用材質受光的深淺
不一來讓穿搭有層次，如果
妳想修飾下半身，就可以選
擇讓上半身是亮面材質，更
能凸顯下半身收縮效果。

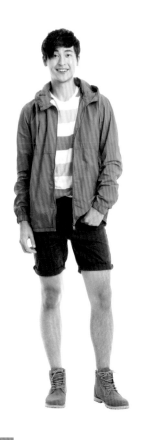

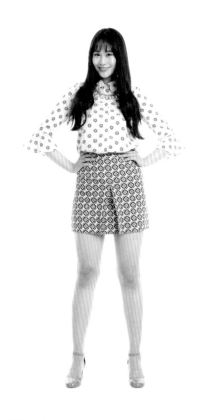

Orange

Man :

暖色系的穿搭法對東方膚色
來說有一種負負得正的結果，
這個穿搭法是利用降低顏色
的顯色度來達到顯瘦效果，
除了橘色之外，像是卡其色、
軍綠色等比較偏濁色調的顏
色都是屬於這一類的運用法。

Pink

Woman :

粉紅色除了有減齡功能之外，
顯瘦穿搭裡也可以運用粉紅色
的百搭性讓造型更豐富，不管
是局部使用或是色塊表現，粉
紅色都屬於進可攻退可守的顏
色，只要避免高彩度的配色，
基本上粉紅色都可以顯瘦。

白色顯瘦穿搭術

不管是用任何顏色來做顯瘦搭配，有時候也要再靈活運用白色做為點綴，因為加入局部的白色除了讓整體更有層次之外，更能讓服裝的從 2D 變成 3D，因為只要把體型的穿透感表現出來，也會看起來比較瘦，接下來針對大家最在意的三個部位來教大家**進階版的白色顯瘦穿搭術：**

White

腹部　　　　　臀部　　　　　腿部

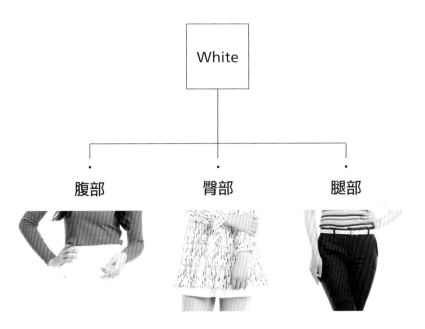

White

腹部

不管是「大腹翁」或是「小腹婆」都是大家最不想要的綽號，而且中廣位置通常也是大家最不知道該怎麼修飾的部分，我建議與其困在中間那段，還不如運用修飾技巧往上跟往下發展。男生可以利用領子的顏色層次來製造出上半身繁複的視覺感，這樣自然就可以讓肚子變得比較不明顯；女生則要學會膨脹下半身，因為從小腹延伸到臀部，A 字輪廓本來就是最顯瘦的穿法，所以搭配一條白裙就能把身形色塊化，而「色塊化」就是最簡單的顯瘦穿搭法。

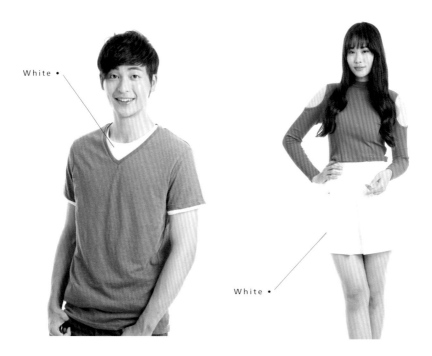

White •

White •

臀部

顯瘦穿搭裡面最常運用的就是「障眼法」，所以只要能夠轉移局部問題就是成功的顯瘦造型，像是臀部絕對不是遮起來就好，反而可以利用一點白色來讓整體造型更豐富。男生可以用袖子來讓原來橫向比例的臀部像多了個向上提升的邊框達到提臀的效果，很多女生會不小心穿上過短的洋裝，這樣很容易讓屁股變大，只要多穿一件打底短褲，自然包覆臀型，讓缺點消失於無形，甚至可以把大腿根部也一併修飾。

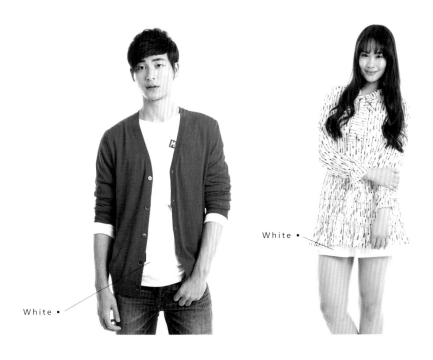

White •

White •

White

腿部

腿型的問題很廣,像是腿長不長啦、腿粗不粗啦,講究一點還追求腿夠不夠直,或是腳踝細不細等,顯瘦穿搭邏輯裡面比較少提到跟腿有關的。但對我來說,整體比例比局部問題更重要,因為別人看你都是看全身,只有自己會糾結在局部問題,拉長腿型最簡單的做法就是換雙鞋,男生利用白鞋可以強調下半身,讓整體視覺比例有一個份量感的收尾,女生只要穿上有跟的鞋子都有一定的幫助,另外,女生還可以創造腰線來拉長身材比例,尤其是一條跳色的腰帶讓腰線凸顯出來,自然腿型也會跟著拉長。

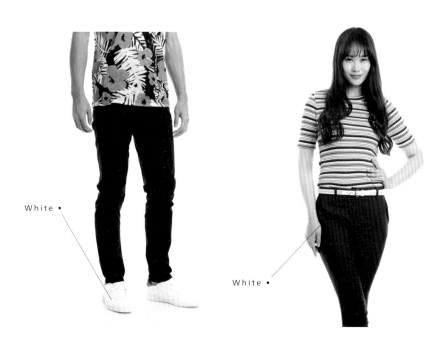

White •

White •

少一件
減 3 公斤法則

很多人覺得自己胖，於是想這裡遮一下，那裡再擋一下，結果全身上下不知道多穿幾件衣服，有些人是小外套不離身，有些人是終年都穿長袖長褲。最常見的就是一身黑，真的把黑色百搭這件事發揮地淋漓盡致，但事實上只要你少穿一件就能減輕別人在視覺上的沈重感，這樣自然而然就會看起來顯瘦三公斤。

我從來不覺得一定要把全身包起來才能看起來瘦，尤其衣服面料的差異也能讓身形比例有顯著的變化，所以我常說：「一味追求流行，還不如學會穿對衣服」，針對不同身形問題，我來告訴大家什麼是「對」的衣服。

+ 臉部 +

減少脖子露出面積
可以讓臉變小！

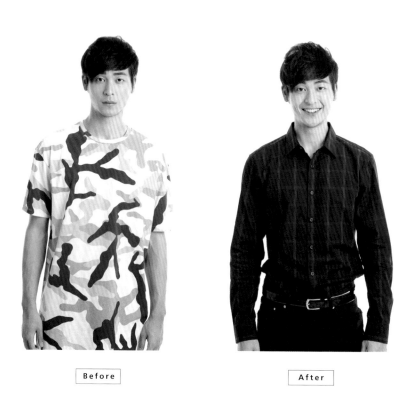

Before   After

很多人看起來胖都是因為脖子太粗，所以穿上襯衫可以適度修飾掉多出來的脖子。

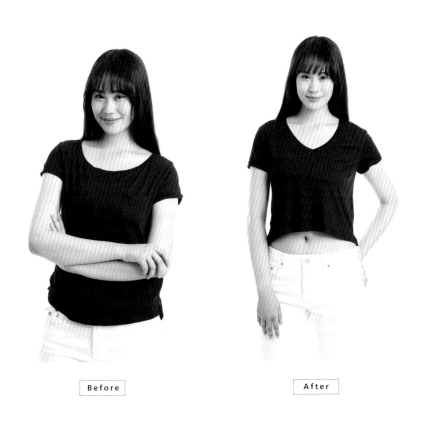

Before

After

圓領容易讓臉變胖，V 領可以拉長臉部輪廓，當然大耳環也是一
個修飾臉型的好方法。

+ 手臂 +

<u>微露透視跟線條反而看起來更瘦！</u>

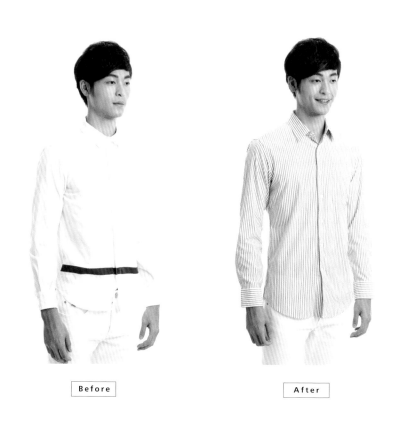

Before

After

單色系的服裝容易看起來臃腫笨重，所以想要巧妙讓自己看起來靈活的小秘法，就是換上一件條紋單品就可以了。

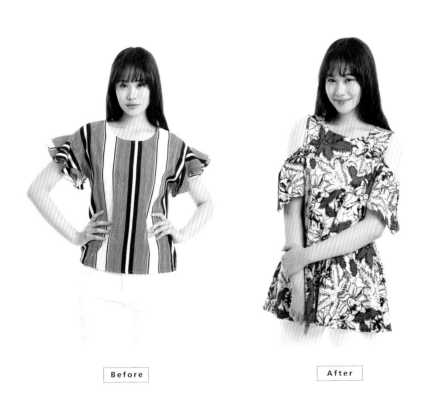

Before

After

東方女生的骨架偏小，一般肩型設計的單品都容易變壯，微露香肩是最顯瘦的穿搭法，所以挖肩設計可以有，但大荷葉設計就要避免。

+ 腰部 +

面料的不同
可以讓你看起來輕盈！

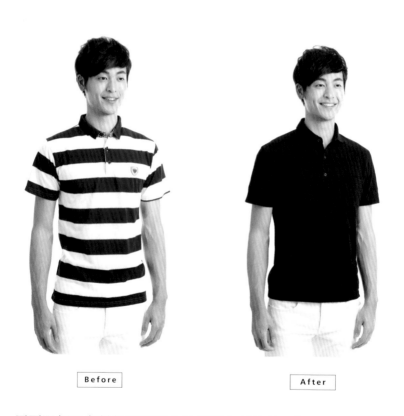

Before

After

平面跟網眼布料的不同就在於網眼布料比較硬挺，對身材不更結
實的人來講，網眼布料不會貼在你身上，就不會讓你的大肚腩那
麼明顯。

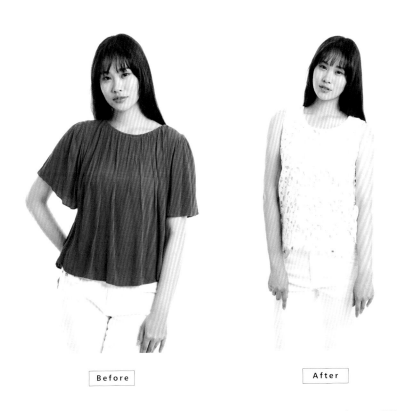

Before　　　　After

只要布料一貼身，身材曲線就會看得一清二楚，所以如果要選有
修飾性的單品，我會建議立體蕾絲或是有印花設計，反而比較容
易以假亂真。

+ 臀部 +

適度的遮蓋
才是真正的加分祕技！

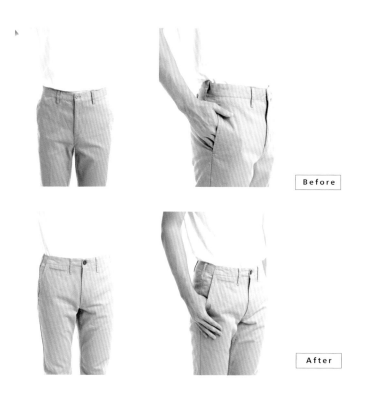

Before

After

男褲的口袋設計能夠決定你的臀型，像是休閒褲才有的「直立式開口」常常會因為屁股太大讓口袋變形，所以一個不小心就會看起來很胖，所以選擇「斜角開口」的口袋就不容易出錯。

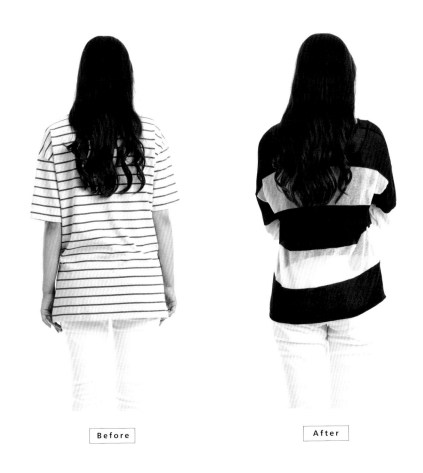

Before

After

很多人用長版衣來遮屁股，但卻忘了從後面來看，長版衣的包臀位置會讓妳的屁股看起來更大，所以我反而建議大家在長版衣遮掩法是要露出一點點下半部的臀型，讓大家看不出到底完整的臀部是長什麼樣子。

+ 腿部 +

掌握膝蓋比例位置
真的非常重要！

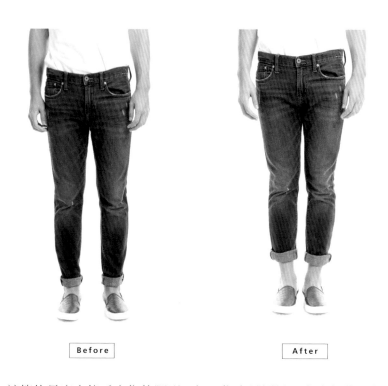

Before

After

褲管的長度也能看出你的腿型，如果你也是屬於下半身粗壯型的，
記得褲管要捲高一點，以能夠露出腳踝為最高指導原則。

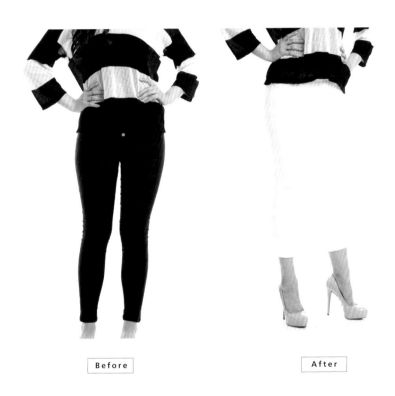

Before　　　　　　After

我真的要鄭重地跟大家說：不要再一味用黑色來遮遮掩掩了，因為事實上關鍵不在顏色，而在剪裁跟版型，如果懂得比例原則，就算是白褲子也能顯瘦，關鍵就在露出一個拳頭大小的空間感就可以把腿拉長。

肩線腰線 創造好比例

我們總是羨慕別人是「衣架子」，好像穿什麼都好看，但事實上「衣架子」是可以自己創造的，首先先把「肩線」找出來，因為「肩線決定你的視覺體重」，如果你總是穿著鬆垮落肩的服裝，你就會看起來無精打采、感覺很笨重，但如果你可以穿上尺寸剪裁皆合宜的服裝，你就會看起來光鮮亮麗，也會讓人感到輕盈，至於肩線要怎麼找出來？

可以先抓出左肩 1 頭部 1 右肩 1 總共三等分的 1:1:1，這樣可以先確定比例完美、自然在穿衣服的時候就知道該怎麼增減，因為如果頭比例太小、會顯得肩寬，肩膀比例太窄、顯得頭大臉大，所以要顯瘦第一件事就是先把大家第一眼會看到的臉到肩膀之間的黃金比例創造出來。

Q：
至於要怎麼 創造肩線？

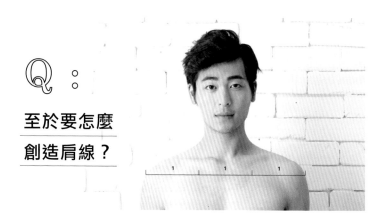

想要創造肩線，
有幾款單品，你一定要擁有：

（圖片提供：H&M）

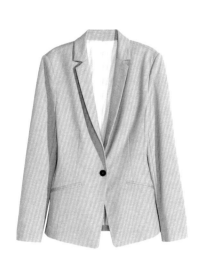

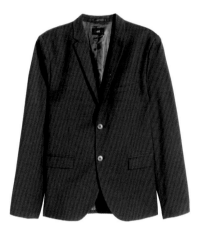

西裝外套：
只要穿上它，誰都會
看起來比較瘦。

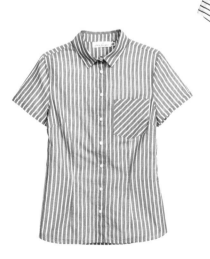

條紋單品：
最簡單的解構法就是
破壞本來的線條。

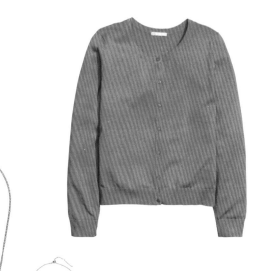

針織外套：
百搭好變化，更是
創造層次的好幫手。

長項鍊：
只要小東西就能拉
長上半身比例。

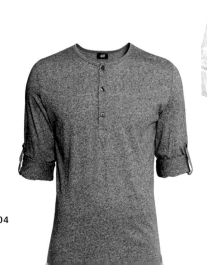

圓領衫：
肩膀需要角度，圓
領就能凸顯你的角
度。

腰線

接著下來就是最讓人不知所措的「腰線」，為什麼我特別強調腰線呢？因為全身上下的中心點就是腰線，腰線明顯自然顯瘦、腰線提高可以拉長比例，甚至有時候破壞腰線達到以假亂真障眼法，所以腰線對於顯瘦穿搭一直都是最重要的，但相對也是難度比較高的，首先破除大家對於腰線的迷思，先試著把腰線分成三個點。

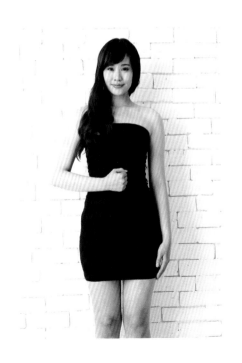

style
1
上腰

肚臍以上一個拳頭，近年流行的韓版或是高腰設計的服裝會落在這個位置，大部份都是用來破壞腰線，讓人摸不透你的腰線位置。

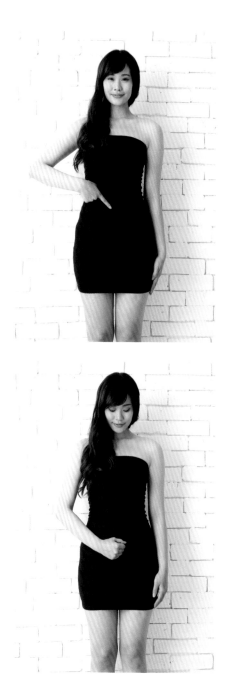

style

2

中腰

跟肚臍平行，對我來說是個
比較好的修飾線，因為這個
點正好可以把凸出的小腹修
飾掉，尤其是男生要好好掌
握這個腰線位置。

style

3

低腰

肚臍以下一個拳頭，這個對
於修飾臀型比例有相對幫
助，之前很流行的低腰褲能
讓很多人看起來屁股變翹，
就是因為當亮出腰線的弧
形、臀部的曲線也會自然被
托高，這個比較適用四肢瘦
但局部胖的人。

接下來透過穿搭比較來找出差異性，
就可以快速學會靠腰瘦身美學：

上腰
Man

上腰
Woman

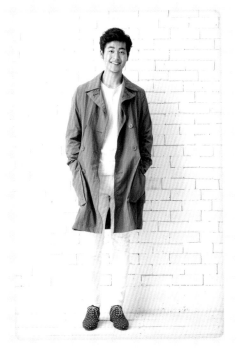

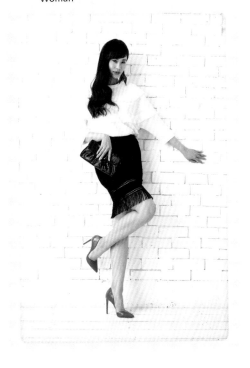

拉長腰線的秘訣，就是上下
同色系。

拉長腰線的秘訣，就是換上
高腰裙。

中腰
Man

中腰
Woman

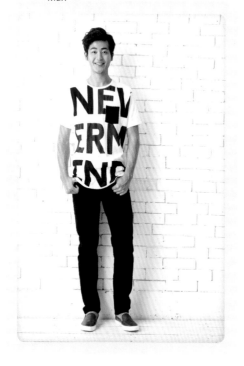

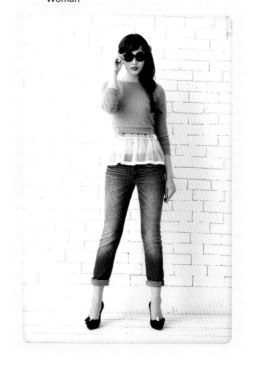

T 恤的長度很重要，千萬不能輕忽。

局部設計，可以讓妳馬上顯瘦又時尚。

style
3

低腰
Man

低腰
Woman

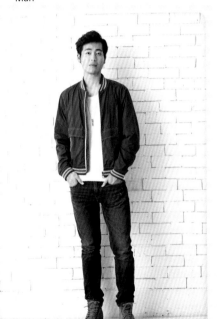

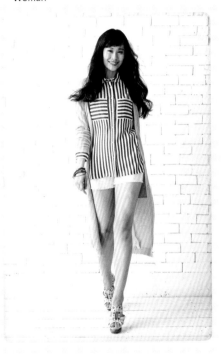

最完美的低腰比例，必須再
加上一點小心機。

外長內短不但腰變細，還能
把腿也拉長。

玩藝 0035

快樂瘦

李明川獨創川式減肥法，每天吃飽飽，運動做少少，2 個月瘦 5kg，跟著做就對了。

作者	李明川
攝影	林永銘
模特兒	趙凡萱、黃旭（伊林娛樂）
經紀公司	伊林娛樂
責任統籌	曹慧如、陳姿含
化妝髮型	楊令述
封面設計 內頁設計	李曉彤（小痕跡設計）
責任編輯	簡子傑
責任企劃	林倩聿
董事長 總經理	趙政岷
總編輯	周湘琦
出版者	時報文化出版企業股份有限公司

快樂瘦——李明川獨創川式減肥法，每天吃飽
飽，運動做少少，2 個月瘦 5kg，跟著做就對
了。/ 李明川著．
-- 初版 . -- 臺北市：時報文化，2016.07
面； 公分
ISBN 978-957-13-6677-7（平裝）

1.減重

411.94   105010003

10803 台北市和平西路三段二四〇號七樓

發行專線 （〇二）二三〇六一六八四二

讀者服務專線 〇八〇〇一二三一一七〇五
　　　　　　　（〇二）二三〇四一七一〇三

讀者服務傳真 （〇二）二三〇四一六八五八

郵撥 一九三四四七二四時報文化出版公司

信箱 台北郵政七九～九九信箱

時報悅讀網	http://www.readingtimes.com.tw
電子郵件信箱	books@readingtimes.com.tw
第三編輯部 風格線臉書	http://www.facebook.com/bookstyle2014
法律顧問	理律法律事務所　陳長文律師、李念祖律師
印刷	詠豐印刷有限公司
初版一刷	二〇一六年七月十五日
定價	新台幣 三五〇 元

特別感謝

⊙行政院新聞局局版北市業字第八〇號
版權所有 翻印必究
（缺頁或破損的書，請寄回更換）

快樂瘦 讀者活動回函

減肥的過程變得一點都不辛苦，跟著明川老師獨創川式減肥法，
每天吃飽飽，運動做少少，2 個月就能瘦 5kg！你還不快動起來～

只要您完整填寫讀者回函內容，並於 2016/10/31 前（以郵戳為憑），
寄回時報文化，就有機會獲得 「飛利浦」提供「智慧萬用鍋 HD2175」（市價 8,688 元）
或「健康氣炸鍋 HD9230」（市價 12,900 元）乙台！
得獎名單將於 2016/11/14 前刊登於「時報出版風格線」粉絲團公布。

● 本書哪些章節您覺得最喜歡／實用？
_____

● 看完明川老師瘦下五公斤的努力過程，您是否有話對他說？
歡迎讀者對明川老師信心喊話（或是偷偷告白）。
_____
_____

● 歡迎分享您的閱讀心得或對本書有任何建議？
_____
_____

● 請問您在何處購買本書籍？
☐ 誠品書店　☐ 金石堂書店　☐ 博客來網路書店　☐ 其他網路書店
☐ 一般傳統書店　☐ 量販店　☐ 其他：_____

● 請問您購買本書籍的原因？
☐ 喜歡主題　☐ 喜歡封面　☐ 喜愛作者　☐ 價格優惠
☐ 喜歡購書贈品　☐ 喜歡回函活動禮　☐ 實用　☐ 其他：_____

● 您從何處知道本書籍？
☐ 一般書店：_____　☐ 網路書店：_____　☐ 量販店：_____
☐ 報紙：_____　☐ 廣播：_____　☐ 電視：_____
☐ 網路媒體活動：_____　☐ 李明川粉絲團
☐ 朋友推薦　☐ 其他：_____

姓名：_____　☐ 先生　☐ 小姐
年齡：_____　職業：_____
聯絡電話：（H）_____（M）_____
E-mail：_____
地址：_____
_____

（請務必完整填寫，以便禮品寄送）

歡迎加入「時報出版風格線」粉絲團
https://www.facebook.com/
bookstyle2014/?fref=ts

注意事項
● 本問卷請將正本寄回不得影印使用。
● 贈品不得折現或找零。
● 本公司保有活動辦法之權利，並有權選擇最終得獎者。
● 若有其他疑問，請洽客服專線：02-23066600#8228

贈品説明

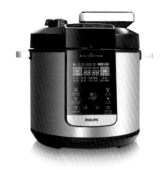

飛利浦智慧萬用鍋 HD2175　**1**名
市價：8,688 元

- 一鍋抵多鍋：將快鍋、悶燒鍋、電子鍋多種功能，通通集合在一鍋！
- 智慧化自動烹飪系統：內建多樣化烹調設定，有無水烹調、蒸、煮、燉、滷，無需專業手藝，輕鬆做出頂級美味！
- 省時高效率：煮飯快於電子鍋、蒸煮燉滷快於電鍋，輕鬆掌握時間規劃！

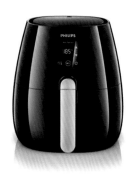

飛利浦健康氣炸鍋 HD9230　**1**名
市價：12,900 元

- Rapid Air 歐洲渦流氣旋科技，可減少油脂最高達 80%*，為您的健康把關。
  * 飛利浦委託德國知名 ipi-Institut 實驗室測試，與一般傳統油炸鍋相比較。
- 健康氣炸鍋具備燒烤、烘烤、油炸，甚至烘焙效果，美味大不同。
- 數位觸控顯示螢幕，可依食材所需口感，輕鬆調整時間溫度。

** 贈品以實物為準、正確使用方法請參閱商品使用説明書 **

※ 請對摺後直接投入郵筒，請不要使用釘書機。

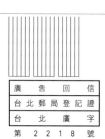

廣	告	回	信
台 北 郵 局 登 記 證			
台	北	廣	字
第　2　2　1　8　號			

時報文化出版股份有限公司
108 台北市萬華區和平西路三段 240 號 7 樓

第三編輯部 收

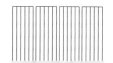

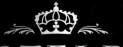

CASTELBEL
PORTO

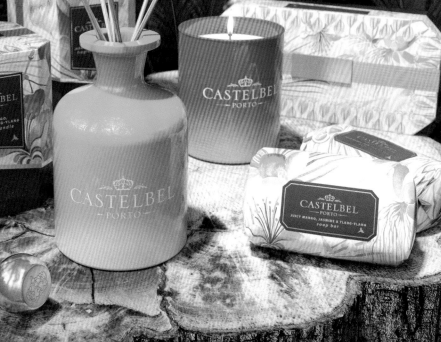

Fragrâncias Para a Casa
Fragrances for the Home

www.castelbel.com.tw

台灣總代理豐華傢飾有限公司

地址:台北市內湖區舊宗路一段150巷45號 電話:(02)8792-3968

Dr.Q
Beauty Body Ca
Medical Quality Prov

24 小時　24 效力

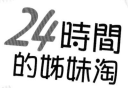
24 時間
的姊妹淘

24 美麗

健康 美麗 纖窈 全方位守護
Fashion food & Function food

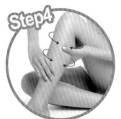
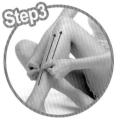

換季決戰 美體方案 瞄準腿部

魔法43美腿霜EX

強力速攻　高使用者　支持率UP

▶▶ 日本保濕水嫩精華
▶▶ 天山雪蓮賦活因子
▶▶ 韓國三胜肽

緊緻彈力 X 潤澤肌膚 X 賦活舒緩

透亮　水嫩　年輕
光澤　　　緊實

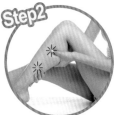

Step1

▶ 將手心上的按摩霜
均勻塗抹在腿部。

Step2
▶ 加強腿部肌膚緊實-用
雙手揉捏3-5分鐘，
加強特殊需求部位。

Step3
▶ 舒緩放鬆肌膚-雙手
由腳踝向大腿肌膚的
地方向上伸展按摩。

Step4
▶ 用雙手像毛巾般扭
轉，促進局部吸收。

 momo 購物網　EHS 東森購物　 震旦通訊　**暢銷熱賣中！**
服務專線：0800-212-212

中市衛粧廣字號1040068